不論你是容易疲倦、常常感冒
還是長期便秘，
最近覺得身體退化，
甚至害怕癌症找上門……
只要在日常料理中
加上一匙「抗氧化芝麻」，
就能打造健康活力的身體。

在「抗氧化芝麻」中見證的健康奇效！

回想起來，或許我從小就比其他人更常接觸到「芝麻」這項食材。

比方說，芝麻豆腐。

以前在父親老家的禪寺生活，所以我們家很熟悉精進料理*，其中芝麻豆腐這一道料理，是母親平時常做的菜。

製作這道料理的過程中，父親的工作是研磨芝麻豆腐所需的芝麻醬，而我的角色則是扶穩研磨缽，好讓父親能專注地將炒得香噴噴的芝麻磨到出油，儘管這需要一些工夫，但我從不以此為苦，總是盡心在這份差事當中。

禪寺中所使用的芝麻，也是我們在自家庭院栽種的。

「芝麻能夠自己種呀？」常有人為此大吃一驚，但其實在園藝店就能輕鬆買到芝麻種子，植栽的照料方式也簡單到讓人意外。一到夏天，就能看到

精進料理：受佛教禁止殺生影響，以豆類、蔬菜等素食為主的料理，也就是素齋。

盆栽中綻放如小喇叭狀的可愛花朵。

後來，當了醫生的我，在深入了解**芝麻的健康功效**後倍感驚訝。

在我主要的診療項目中，有一門提倡預防勝於治療的「預防醫學」，這是個呼籲大家**透過日常習慣，打造不生病的身體的醫學**。

而最理想的預防方法，就是從「每天食用高營養食材」獲得健康力量。

「芝麻」，就是在眾多高健康功效的食材中，最受矚目的超級食材。**尤其從預防身體老化、防止生病的角度來看，更是具有優異效果。**

我們的身體之所以會老化或產生疾病最大的原因，就是體內的「氧化」或「糖化」作用。

目前已經有許多研究指出，氧化或糖化會造成頭髮變白、長皺紋、動脈硬化甚至容易罹癌等機能退化問題。而**為了抑制氧化與糖化作用，我們必須執行「抗氧化」與「抗糖化」的措施**。

食用蘊含卓越「抗氧化力、抗糖化力」的芝麻，就是一種方式。

「氧化＝發霉」、「糖化＝燒焦」，是造成身體衰壞的兩大主因

透過電視或報章雜誌，或許各位早已聽過「氧化」、「糖化」這樣的詞彙，也大概知道它們是**造成身體衰退的主要原因**。

所謂氧化，就是身體發霉。

鐵等金屬接觸空氣一段時間，會受到氧化的影響逐漸生鏽劣化。身體也是一樣，持續進行氧化反應，久而久之肌膚就會如同發霉般失去光澤彈性，造成身體運作功能的退化，甚至引發癌症或其他疾病。

不可避免地，我們呼吸時會獲取氧氣、光和熱，但氧氣中的**「活性氧」和「自由基」**成份，卻也是造成身體氧化的原因。

這兩者雖然可以擊退病原體等惡性物質，但同時也具有很強的氧化力，

如果**體內增加過多的「活性氧」或「自由基」，就會開始損害健康細胞**。

所謂糖化，就是身體燒焦。

糖化是指「蛋白質和糖」的結合反應，好比用高溫烘烤磅蛋糕，會烤出焦糖般的金黃色澤，這就是糖化反應。

糖化反應若在體內發生，會產生一種叫作**「AGEs（糖化終產物）」**的有害物質。AGEs會堆積在身體許多器官內，當血管堆積過多時可能會造成動脈硬化，或是在皮膚上形成鬆弛、產生細紋，在腦內導致失智等……**逐步侵蝕全身機能**。而且，AGEs一旦產生後就不可逆，也不像汗液或尿液可以輕鬆排出體外，甚至很有可能永久累積在身體，非常可怕。

即使如此，「氧」或「糖」卻是人類生命活動不可或缺的物質，我們也因此陷入為了生存攝取能量來源，卻造成老化或生病的困境。

如果想要遠離這種狀況，就要每天實行**「抗氧化・抗糖化」**的對策。

其中的**關鍵，就在「芝麻」**。

以芝麻素為首，芝麻裡的強力抗氧抗糖化成分

為了遠離疾病與老化，常保健康活力，我所提議的「抗氧化・抗糖化」對策很簡單，就是在日常飲食中攝取「芝麻」。

小小的芝麻中，濃縮了滿滿的「抗氧化力・抗糖化力」。

近來芝麻的健康成效受到熱切關注的原因，是因為其中一種叫作**「芝麻素（sesamin）」**的特有成分。

芝麻素最廣為人知的功效是當人體吸收後能活化肝臟代謝，且**具有高度抗氧化的作用**。相信大家應該多少有聽過，許多廠商販售主打「抗氧芝麻素」的營養補給品。

事實上，芝麻的抗氧化物質並非只有芝麻素。

除了芝麻素以外，芝麻也含有芝麻酚林（sesamolin）、芝麻酚（sesamol）成分，它們三者被統稱為「芝麻木酚素（sesame lignans）」。

雖然以一粒芝麻的芝麻木酚素不到1％的微量成分，但卻具有高度的抗氧化作用，可以說是芝麻的濃縮能量。

其中，芝麻木酚素成分中含量最多的就是芝麻素。

此外，芝麻還含有一種強力的抗氧化物質──「生育醇（tocopherol）」，也就是維他命E。透過這些強效抗氧化物質的作用，攝取芝麻可以幫助去除體內的活性氧、自由基，**有效抑制細胞氧化**。

而去除活性氧的過程，也可以一併抑制糖化。因為活性氧中的自由基，具有加速糖化的作用。也就是說，**食用抗氧化物質的芝麻，也同時能抑制身體糖化的速度**。

除此之外，芝麻成分中含有的蛋白質、膳食纖維，也能減緩消化速度，防止血糖急速上升。

以美味的「抗氧化芝麻」，強化體內的年輕因子！

具有強大健康能量的芝麻，**最大的優點就是「取用方便、維持容易」**。許多具有健康功效的食材和菜色，多為需花時間調理，不然就是所費不貲。平常我也不太推薦患者嘗試這些高價的健康食品，因為難以長期保持下去。

從這點考量，芝麻算是非常優秀的食材。只要料理完成後撒個兩下，就能融入菜色，不需要其他烹飪工夫，而且芝麻風味溫和，基本上搭配任何菜餚都不突兀，甚至能增添滋味；另外，價格親民的芝麻非常好取得，在一般超市都能輕易買到。若以本書所介紹的「研磨芝麻粉」，並以一天兩匙計算的話，所需費用大約30日圓（約台幣10元）。

於是，我進一步思考——

「能不能提升芝麻的『抗氧化力・抗糖化力』，並嘉惠更多人？」

「比起味道單一的芝麻，有沒有更美味、更有樂趣的食用法？」

因此，本書將會公開**6種獨家研發的「抗氧化芝麻」**。

包含將富含維他命E的**「杏仁粉」**加入芝麻粉中，以及分別和**「柴魚粉」「櫻花蝦粉」「黃豆粉」「味噌」「紫蘇」**調混合而成、各具健康功效的「抗氧化芝麻」。

這6項獨家芝麻粉具有增加肌肉、強化骨骼、抗老化、降血壓的功效，還能同時提高身體的抗氧化力。每天食用風味多變的抗氧化芝麻，就能持續抑制體內的氧化與糖化，想要健康活到老不再只是空談的夢想。

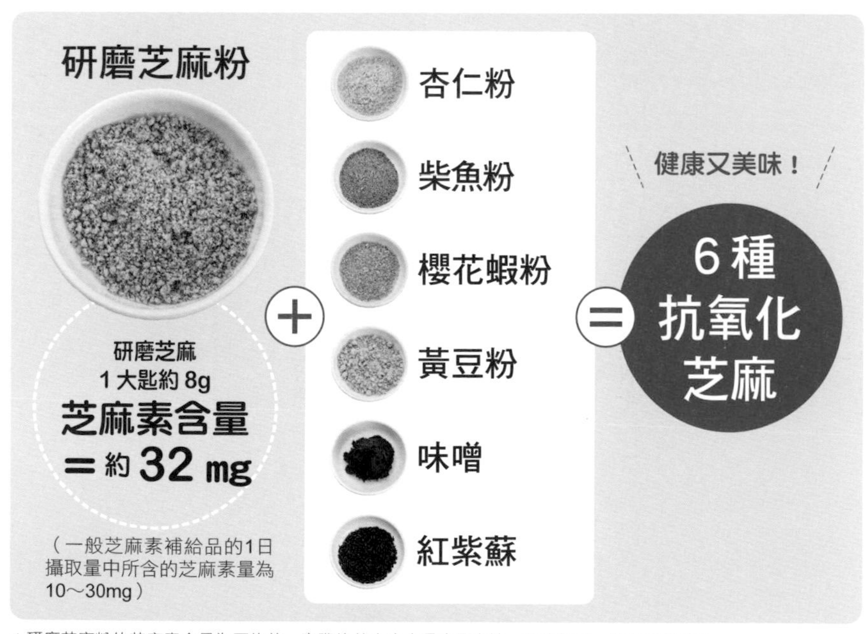

＊研磨芝麻粉的芝麻素含量為平均值。實際的芝麻素含量會因產地、收穫年份、品種有所差異。

醫師研發！抑制毒素侵蝕

抗氧化芝麻的驚人能量

芝麻與多種食材搭配，相互發揮加乘效果。
在此簡單介紹6種「抗氧化芝麻」功效！
詳見P.30～35。

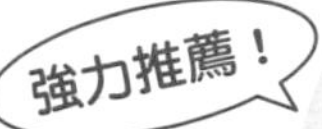

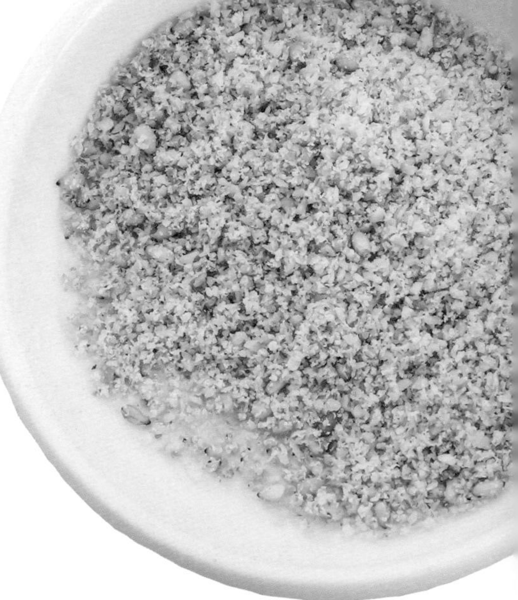

以維他命E提升抗氧化力！

01 抗氧化 杏仁粉芝麻

研磨芝麻粉搭配富含維他命E的杏仁粉，達到雙重的高效抗氧化力，還能一併攝入豐富的膳食纖維、蛋白質！

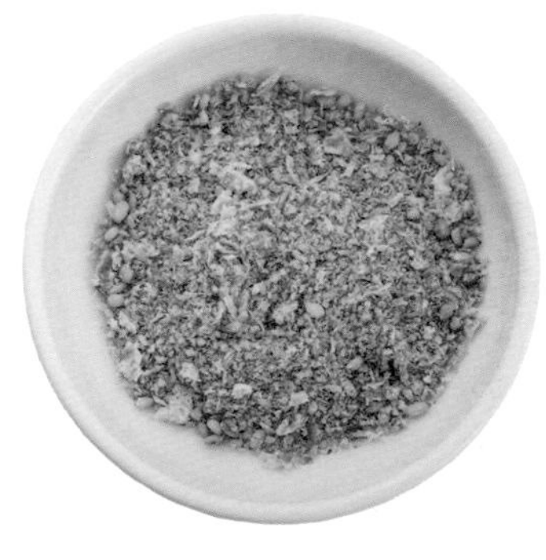

以豐富鈣質強健骨骼！

02 抗氧化 櫻花蝦芝麻

研磨芝麻粉與含有獨特鮮味的優質櫻花蝦混合。最大的優點是透過食用蝦殼，同時攝取到人體容易流失的鈣質。

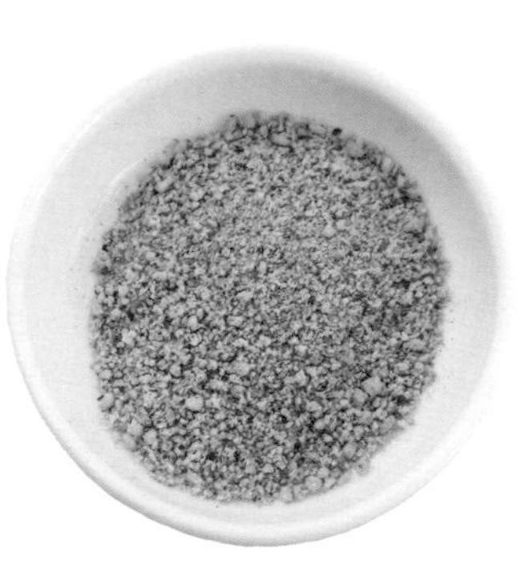

以高蛋白增加肌肉！

03 抗氧化 柴魚芝麻

柴魚片是由鰹魚曬乾後製成的優秀食材，富含濃縮蛋白質。除此之外柴魚片也含有磷、鉀、維他命 D 等營養素。

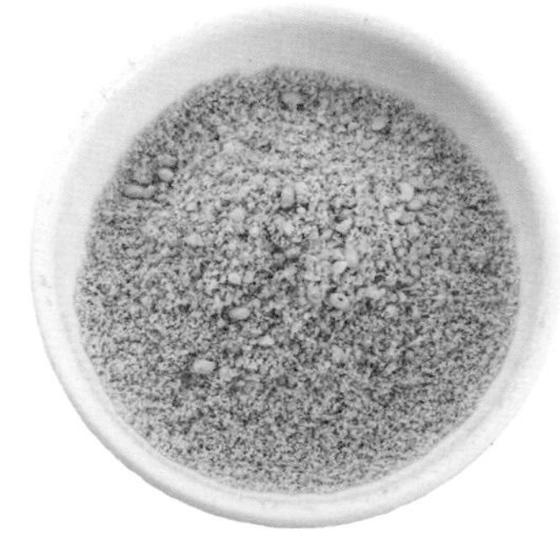

以大豆異黃酮打造美肌！

04 抗氧化 黃豆粉芝麻

在研磨芝麻粉中加入黃豆粉，含有植物性雌激素的大豆異黃酮，能有效達到提升肌膚光澤、延緩老化的美肌效果。

整頓腸內環境！

05 抗氧化 味噌芝麻

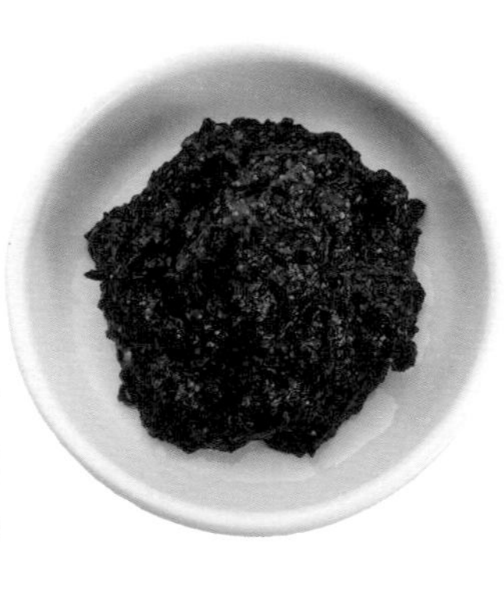

味噌製造過程中所產生的「梅納汀（melanoidin）」，是優秀的抗氧化物質。除了能提升芝麻的抗氧化力，也具有增加益生菌的好處！

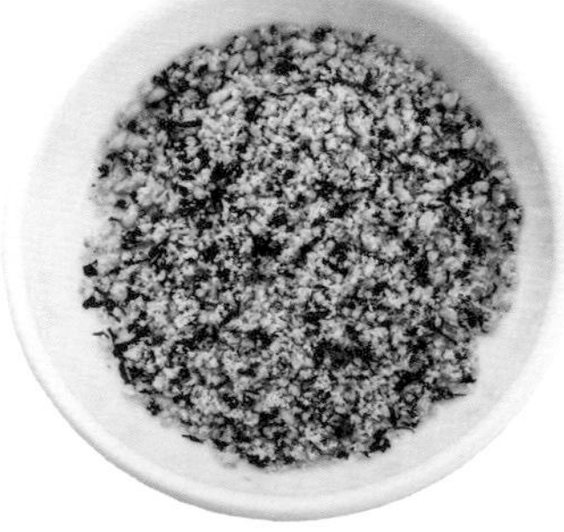

以紅紫蘇能量修護肝臟！

06 抗氧化 紅紫蘇芝麻

紅紫蘇富含「迷迭香酸（rosmarinic acid）」，屬於多酚的一種，具優異的抗氧化力，與芝麻搭配能加強護肝效果。

強烈推薦給有這些困擾的人！

抗氧化 芝麻的健康功效

利用濃縮營養精華的抗氧化芝麻，打造全方位的健康功效！
預防疾病・抗老化，也有助於形成強健的體魄。

容易感冒或感染傳染性疾病的人

芝麻成分中的鋅，是活化身體免疫力的重要營養素。人體的免疫力從 20 歲達到高峰後就會開始下滑，因此對成年人而言補充鋅非常重要。以芝麻的鋅能量從根本提升免疫力，打造不容易感冒的體質吧！

蛋白質不足的人

蛋白質是身體製造骨骼、肌肉絕不可或缺的營養素，但讓人意外的是，許多現代人都有蛋白質不足的問題。將芝麻撒在米飯或菜餚上，讓每 100g 中含有 20g 蛋白質的芝麻輕鬆補充你體內所需的蛋白質。

受高血壓困擾的人

以芝麻特有的成份「芝麻木酚素」為首，加上鎂、生育醇（維他命 E），可以達到卓越的降血壓功效。甚至有資料顯示，持續每天食用一小匙黑芝麻粉，一個月後血壓可下降 6% ！

排便不順的人

相信大多數人都知道膳食纖維能促進消化、改善腸內環境。而芝麻富含的膳食纖維，總量竟是萵苣的 12 倍！更棒的是，芝麻並不會有像萵苣一樣有導致體溫下降的疑慮。

皮膚鬆弛 或身體退化的人

在預防肌膚與身體抗老方面，芝麻效果卓越。含有養顏的生物素及硫胺（維他命 B_1），能讓糖質有效轉為能量，而非變成脂肪，簡直就是天然的逆齡營養補給品！

想強健骨骼 的人

芝麻富含鈣、鎂、錳、鋅等骨骼不可或缺的礦物質，這些營養不容易在平常的飲食裡出現，卻能從芝麻中一次攝取到，真是助益良多。好好地食用芝麻來預防骨骼疏鬆吧！

擔心老年失智 的人

大腦需要大量的氧和糖作為養分，也因此成為「氧化、糖化」的高風險器官。每天攝取優質「抗氧化力、抗糖化力」的芝麻，能守護腦神經和血管，有助於預防腦力衰退、失智症狀。

想改善貧血 的人

對容易貧血的女性而言，芝麻是值得信賴的好食材。芝麻富含能製造紅血球的鐵和銅，30g 的芝麻中就含有一天所需的銅量，以及 1/4 的鐵量。同時能消除疲勞和焦慮！

只要在日常飲食中加一點芝麻 就能輕鬆抗氧化！

實際體驗2週

「抗氧化芝麻」改善了我的身體狀況！

用兩週時間請受試者每天食用2大匙「抗氧化芝麻」，
並在測試前、後進行幾項身體數值檢測，其結果如何呢？

受試者幾乎都真實地感受到「排便改善」

首先，「氧化壓力程度」（※），是顯示身體因活性氧而受損的程度數值。基準範圍在16.0～24.0mg/dL。若數值超過40.1mg/dL，表示身體已承受了相當大的氧化壓力。

檢測項目中的**「抗氧化力」**（※），是指身體免於因活性氧而生鏽的防禦力，基準值為2200μmol/L以上。

「糖化年齡」（※）是測得身體因AGEs（糖化終產物）受影響的數值，6名中有2名改善見效。

「血壓」收縮壓在120以下、舒張壓80以下為正常血壓。高血壓固然不是好現象，但血壓過低也需要留意。

「血清鋅值」為血液中的鋅濃度。體內若缺乏鋅會影響免疫力，並對人體產生各種不良影響。

此外，所謂**「布里斯托大便分類法」**是指將糞便的形狀與硬度分為7階段的指標，「4」為最佳數值。6名中有5名改善見效。

雖然在短短2週中的效果因人而異，也不能斷言所有數值變化都來自攝取芝麻。但在這次的試驗中，所有試驗者的確都獲得了改善。

請大家試著嘗試看看吧！只要持續下去，一定可以感受到芝麻帶來的神奇健康功效。

※檢測氧化壓力程度，抗氧化力是使用SPOTCHEM IM機；檢測糖化年齡則是使用AGE READER。

CASE 1 俵木優子（55歲）

身體變輕盈了，早上的精神狀況也變好！

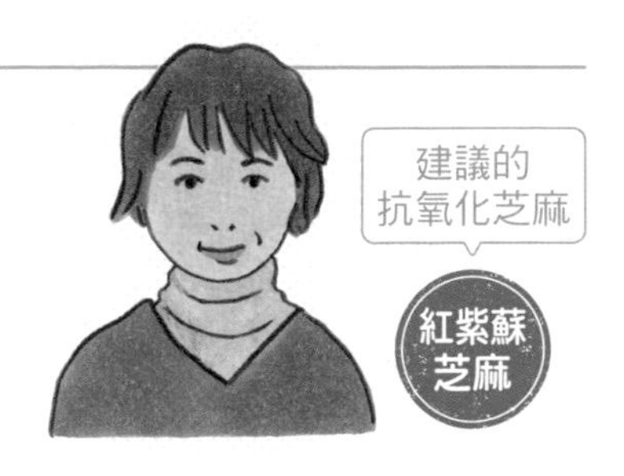

「從開始『抗氧化芝麻生活』後，早上醒來就感覺到身體狀況有所改善，也變得更輕盈了。這次嘗試的多種抗氧化芝麻中，我最喜歡風味濃郁的紅紫蘇芝麻，簡直是讓料理更美味的寶物。另外，若在納豆上撒櫻花蝦芝麻，即使只用少許醬油調味也很可口。我以前有常常吃零食的壞習慣，但改變飲食習慣後因為芝麻而產生飽足感，現在也不太需要零食了。有了抗氧化芝麻之後，日常的料理不僅更有風味又可口，身體的狀況也更健康，今後也打算持續下去。」

	Before		After	
氧化壓力程度	41.5	➡	37.0	減少11%！
糖化年齡	70	➡	65	減齡5歲！
血壓	125／71	➡	118／78	恢復正常！
血清鋅值	76.0	➡	88.0	恢復正常！
布里斯托大便分類法	3.5	➡	4	最佳數值！

僅僅2週
糖化年齡
-5歲！

氧化壓力程度減少
11%！

醫生評估

氧化壓力程度的改善，代表身體的氧化狀況有逐漸好轉的跡象。此外，攝取抗氧化芝麻前，身體處於缺乏鋅的狀態，2週後血清鋅的數值趨向正常，是非常好的轉變喔。

CASE 2　廣井章子（45歲）

建議的抗氧化芝麻：杏仁粉芝麻

多虧了抗氧化芝麻，感冒迅速康復！

「聽到鋅數值有改善我就理解多有效。其實我在前幾天感冒了，但是身體卻很迅速恢復了，這都是因為抗氧化芝麻的功勞。另外排便也變順暢，覺得自己身體變健康了。尤其我使用抗氧化芝麻的方法非常簡單，就是任何飲食中都加一點！因為六種風味各有不同，每天選擇『要加哪種呢？』也是一種樂趣。」

	Before		After	
抗氧化力	3137.0	➡	3478.0	增加11%！
血清鋅值	75.0	➡	89.0	恢復正常！

僅僅2週 鋅值大幅提升

醫生評估　攝取抗氧化芝麻後的抗氧化力有所提升，也改善了鋅缺乏的狀態，攝取2週後皆回歸良好數值。

CASE 3　松島多美子（67歲）

建議的抗氧化芝麻：味噌芝麻

太感動！不順暢的排便狀況變穩定了。

「開始食用芝麻最讓我驚訝的是排便變順暢了！甚至連時間都很固定。多虧了整頓好腸內環境，身體狀況也感到好轉。抗氧化芝麻中，我特別中意的的是味噌芝麻，加入味噌湯不僅能增加香氣，可以一點也不浪費地完整吃光，是非常理想的攝取方式。另外，櫻花蝦芝麻用來煎蛋也很可口。」

	Before		After	
血壓	152/84	➡	127/76	大幅改善！
布里斯托大便分類法	3	➡	4	最佳數值！

僅僅2週 收縮壓降低25！

醫生評估　攝取抗氧化芝麻前的血壓數值為「第一期高血壓」（此數值為腦中風或心肌梗塞風險的徵兆），2週後降回正常血壓（※）。

※出自日本高血壓學會「高血壓治療指引2019」。

CASE 4 前田惠里子（57歲）

皮膚的狀況變好，上妝時很好推開！

建議的抗氧化芝麻

「這 6 種抗氧化芝麻都很美味、香氣十足，料理的方式和風味也變得豐富，每天都很愉快地持續進行。尤其美肌的效果更是令人感動，膚況明顯變好了。」

醫生評估 明顯降低了氧化壓力程度。另外在攝取抗氧化芝麻前，低密度膽固醇的數值特別高，經過2週後變正常，糖尿病風險落在安全區間。

僅僅2週
氧化壓力程度
降低14%

CASE 5 田代由佳（40歲）

因為睡眠不足而感到焦慮的情形減少了！

建議的抗氧化芝麻

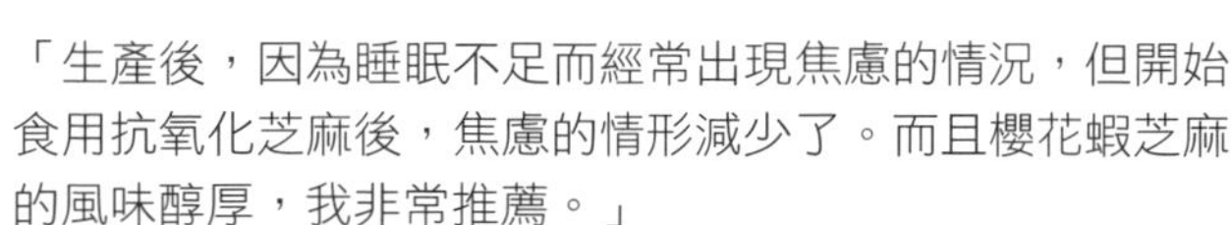
「生產後，因為睡眠不足而經常出現焦慮的情況，但開始食用抗氧化芝麻後，焦慮的情形減少了。而且櫻花蝦芝麻的風味醇厚，我非常推薦。」

醫生評估 攝取抗氧化芝麻後，糖化年齡減少4歲，也改善了過低的血壓。過去的焦慮或許是因為缺乏鋅的緣故，往後也建議用芝麻改善身體狀態。

僅僅2週
糖化年齡
減輕4歲

CASE 6 藪下秀樹（59歲）

最近被說「氣色很好」，非常開心！

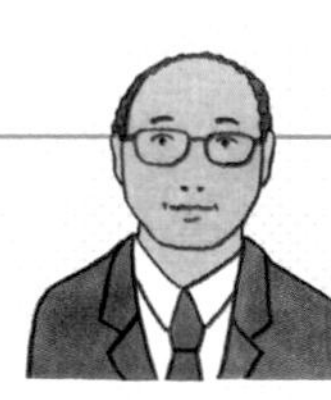

建議的抗氧化芝麻

「超標的體重掉下來了，通勤時變得相當輕鬆，爬樓梯的腳步也變輕快！周圍的人都說我『氣色變好了』，我開心地認為應該是因為抗氧化力提升的關係。」

醫生評估 攝取抗氧化芝麻後，檢查布里斯托大便分類法，從2.5改善到最理想的數值4。改善腸內環境提升免疫力，是最值得高興的情況。

僅僅2週
排便狀況
達到理想
數值4

CONTENTS

第1章

餐桌上的超級食物！——「芝麻」&「抗氧化芝麻」

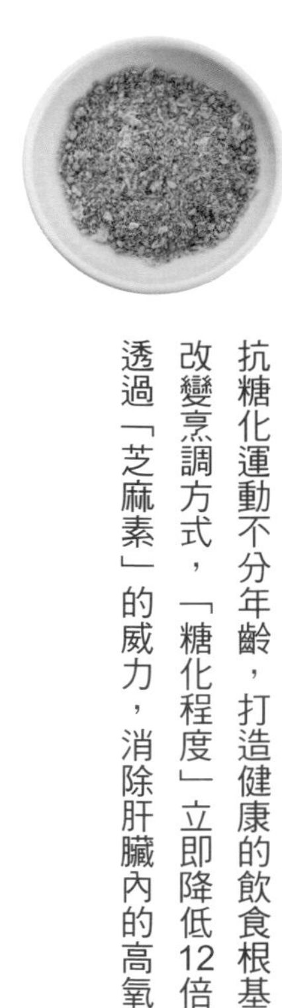

第2章

建構抗病基礎！——「抗氧化芝麻」的抗氧化、抗糖化功效

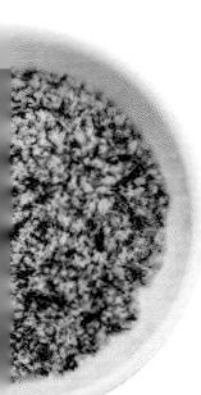

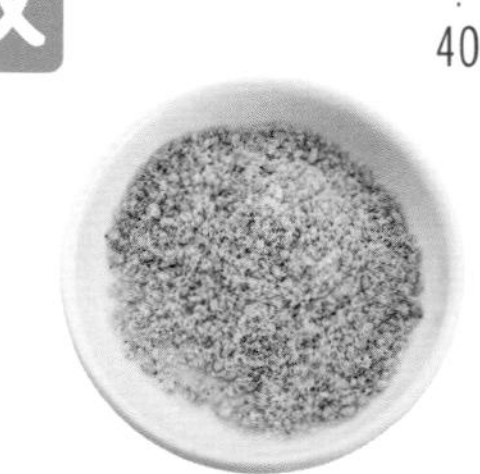

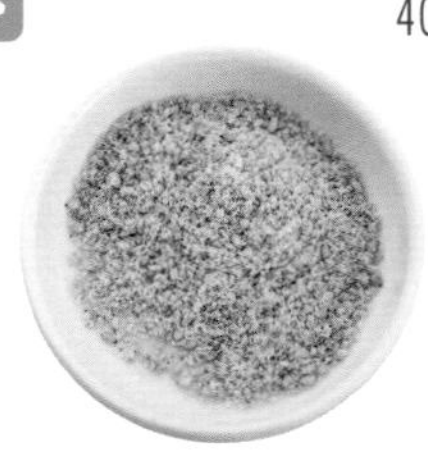

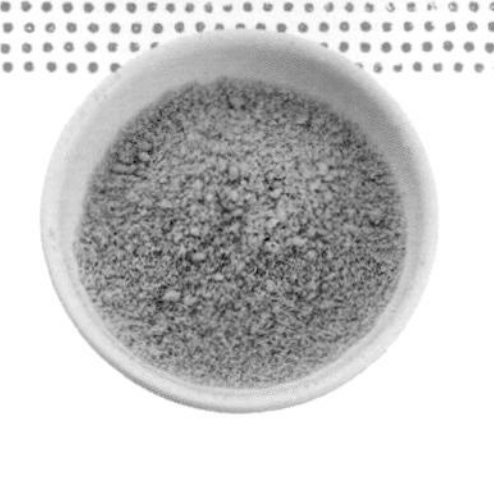

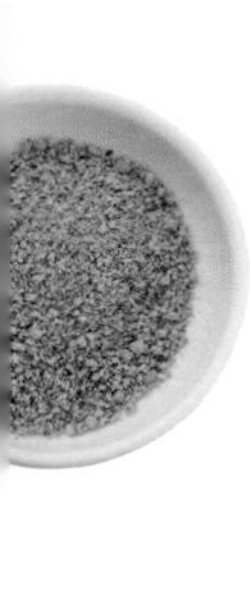

第3章

重啟年輕基因！──用「抗氧化芝麻」，從裡到外改善體質

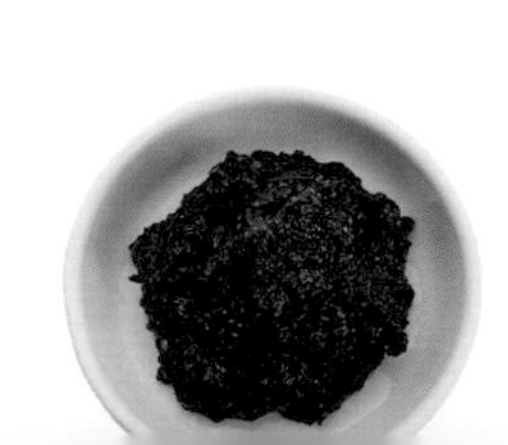

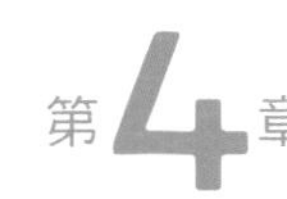

第4章

滿足身心的飲食！——「抗氧化芝麻」的美味料理

主食

主菜

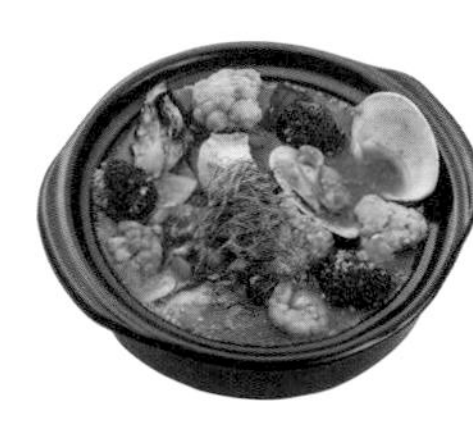

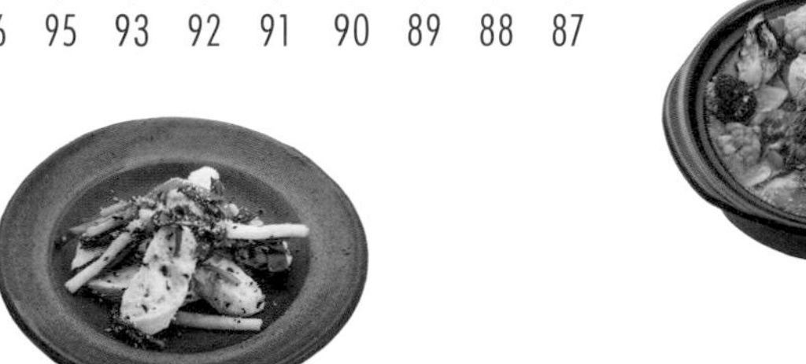

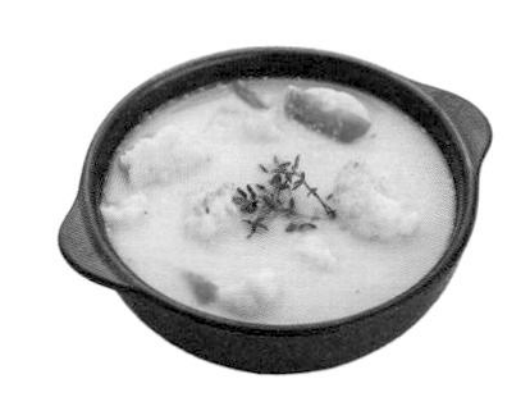

配菜

湯品、飲品

甜點

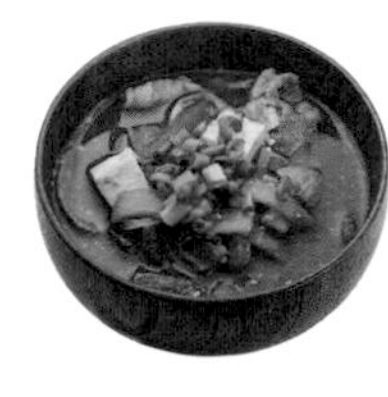

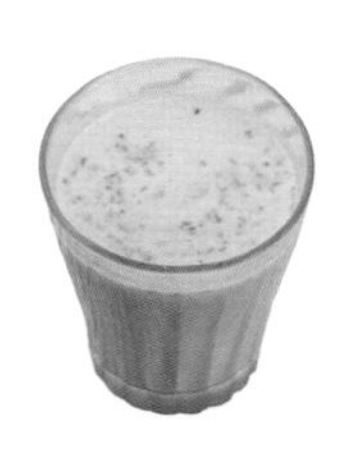

第1章

餐桌上的超級食物！——「芝麻」&「抗氧化芝麻」

簡單方便、每天都能吃的芝麻，
是讓人「活力滿滿到老」的超級食物！
在各式各樣的芝麻中，
在此介紹能讓芝麻能量直達體內的「研磨芝麻」，
以及能大幅提升抗氧化力的「抗氧化芝麻」。

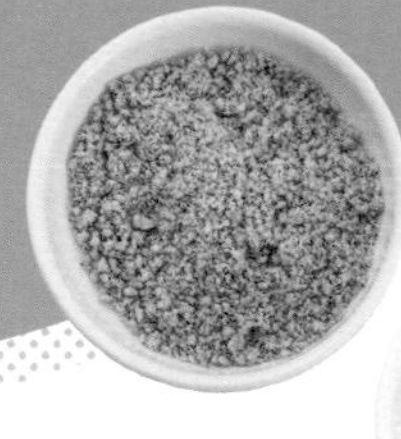

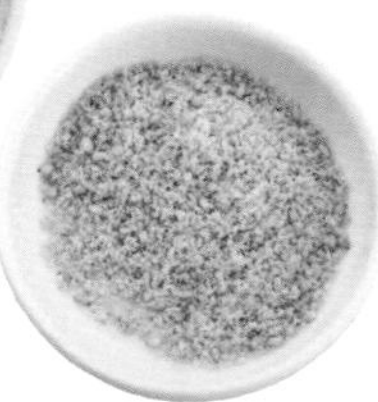

加在料理上就完成！「抗氧化」不需要大費周章

芝麻的優點其他食材幾乎無法比擬，是**每餐都能方便攝取的超級食物**。

首先，它取得容易。不但在附近的超市能立刻找到，價格也相當親民，持續每天食用也不會造成經濟上的負擔。此外，烹調方式很簡單，直接撒在飯菜上，或是拌入料理就可以馬上食用，無需費時烹煮。最後，芝麻可以輕易搭配各式各樣的食材，其**溫和醇厚的香氣，能提升料理的美味度**，從主食、配菜到點心，能創意發想出多種變化。尤其，芝麻是一款在料理時不太需要特別考慮家人喜好，即便是小朋友也能全然接受的食材。

在看診時，我也推薦患者將容易食用又方便的芝麻視為珍貴的食材。因為氧化和糖化是我們生活中必定會產生的反應，因此**每天攝取具抗氧化力・抗糖力的健康食材很重要**。正因如此，才會說「無需大費周章也能天天持續」的芝麻，是讓人能「活到一百歲」的超級食物！

不同顏色的芝麻有各自的美好風味

3種基本的芝麻

白芝麻

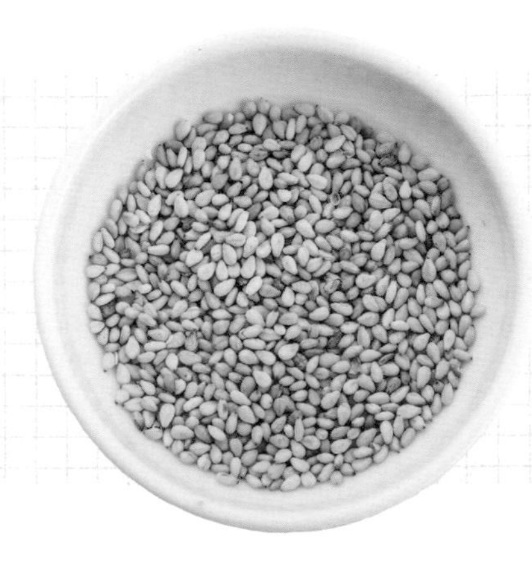

世界各地皆有生產，是最普遍的芝麻品種。因含脂量較黑芝麻豐富，也會作為芝麻油的原料。溫和的風味與色澤，是適合搭配各式料理的芝麻。

金黃芝麻

因其金黃色外皮而得名，香氣格外醇厚、飽滿豐富。屬於稀少的高級芝麻，多見於懷石料理。土耳其產的金黃芝麻頗富盛名，近年來日本也增產中。

黑芝麻

用來點綴料理的黑色外皮，是源自花色素苷（Anthocyanin）的抗氧化物質。雖然差異不大，但相較其他種芝麻具有更優秀的抗氧化力。香氣強烈、含脂量較低，風味清爽。

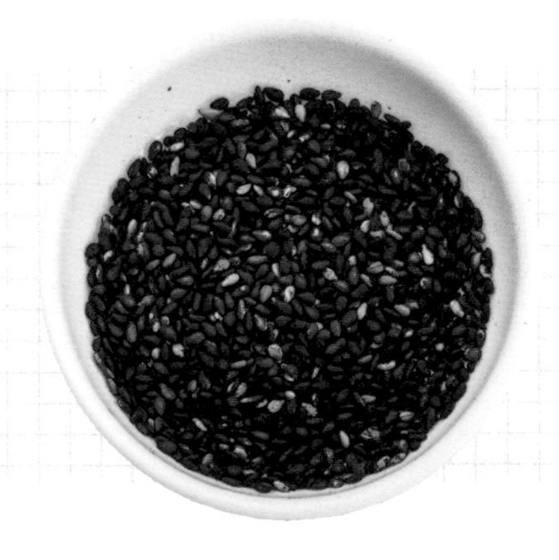

每一粒芝麻，都是濃縮「年輕分子」的抗老補品

芝麻具有神奇功效的原因，在於它有「芝麻木酚素」這種特殊成分。雖然在一粒芝麻中只佔據微量的1%，但卻**濃縮了滿滿的健康能量在內**。

芝麻的營養素中最廣為人知的「芝麻素」，因具有強力的抗氧化作用而備受矚目。而芝麻素正是芝麻木酚素的成分之一，也是其中含量特別多的物質。這個以芝麻素為首的芝麻木酚素，除了抗氧化外，還具有以下的優異功效——

・抑制細胞發炎

這裡所說的「發炎」，不是指皮膚紅腫的反應，而是體內細胞分泌「發炎物質」的意思。一旦細胞發炎，會損害細胞核中的DNA，引起各式各樣疾病。而芝麻木酚素具有**抑制細胞發炎的「消炎作用」**。

・保護肝臟

芝麻素完整抵達肝臟後，會轉化為抗氧化物質，具有**保護肝臟的功能**（詳見第56頁）。

・抗癌作用

芝麻素能抑制細胞的異常增生或癌細胞移轉，而且具有消滅異常細胞的作用（Apoptosis細胞凋亡，一種細胞自滅的反應）。

在每一小粒的芝麻當中，蘊藏這麼多能量，大概找不到第二種這麼神奇的食材了吧。

芝麻木酚素的主要成分

芝麻素

……

脂溶性。芝麻素本身不具抗氧化性，一旦抵達肝臟後，會轉化為抗氧化物質。

芝麻酚林

……

脂溶性。雖然芝麻酚林本身不具有抗氧化性，但在烘烤、精製過程中，會轉為芝麻酚、芝麻醇等具抗氧化性的物質。

芝麻醇糖苷

……

水溶性。一旦進入體內，酵素會產生作用轉化為芝麻醇，具抗氧化性。

怎麼吃最營養？完整攝取芝麻養分的超值吃法

攝取芝麻的時候，最能完全發揮抗氧化力、抗糖化力，且方便使用的方式就是「研磨」。為什麼這麼說呢？**因為芝麻堅硬的表皮經過研磨後，營養素變得更容易吸收**，加上粉末形態可直接撒在菜餚上或加入料理中，不僅運用方便，也能帶出醇厚香氣，使料理更可口。

帶著外皮的「完整芝麻粒」，雖然能增添菜色的美感或提升口感層次，但吃進去後多半情況是營養素還來不及被充分吸收，就直接被排出體外。

順帶一提，市面上也有販售去皮的芝麻，不過不論是蔬菜水果，還是魚類，越接近表皮營養才越豐富。若看重芝麻的能量和功效，還是建議使用含有完整外皮的芝麻，再去研磨。

市面上有整包販賣的研磨芝麻粉，也可以買芝麻粒，再以研磨缽或食物研磨機處理，依照用途和情況選擇使用即可。

要留意的是，芝麻接觸空氣易氧化，為了達到最理想的效果，請儘量購買小包裝，於一週內使用完畢。或是選擇可密封的包裝，並減少開關次數延緩氧化。

除了直接食用研磨過的芝麻外，我也在多方嘗試後，以芝麻的基礎加入其他能夠提升成效的食材，做出營養價值更高的「抗氧化芝麻」。不僅可以依照需求用途挑選，在味道和香氣上也更加豐富。

「抗氧化芝麻」是將研磨芝麻粉分別混合杏仁粉、櫻花蝦、柴魚粉、黃豆粉、紫蘇粉等6種食材製成，可以大幅增強芝麻原本的抗氧化效力！詳細作法及功效，請詳見下一頁。

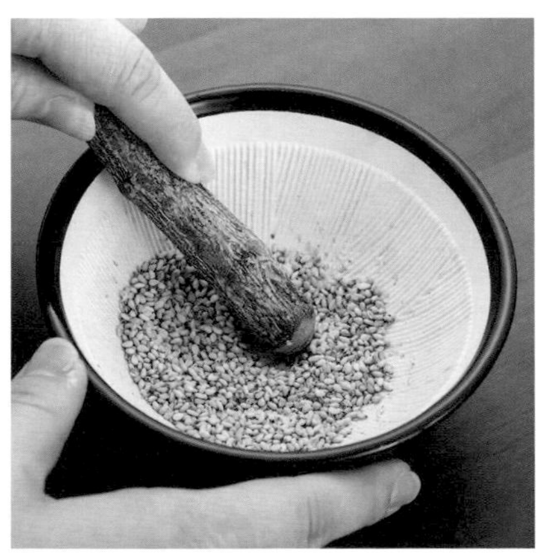

家中備妥研磨缽，隨時現磨芝麻粒，享受新鮮的風味。

保存時，要儘量排出袋內空氣防止氧化，並冷藏於冰箱。

美味加倍！

讓芝麻的功效再升級——

6 種「抗氧化芝麻」

準備好食材與芝麻混合即完成！以「含有 2 大匙芝麻」為標準，每天食用吧！

杏仁粉

※ 各大超市、烘焙行皆有販售。

研磨芝麻

1 ： 1

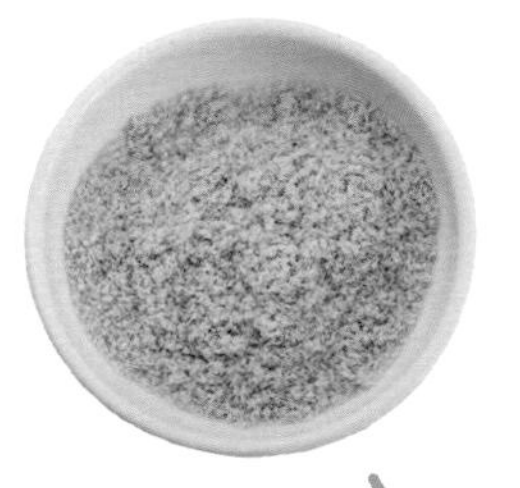

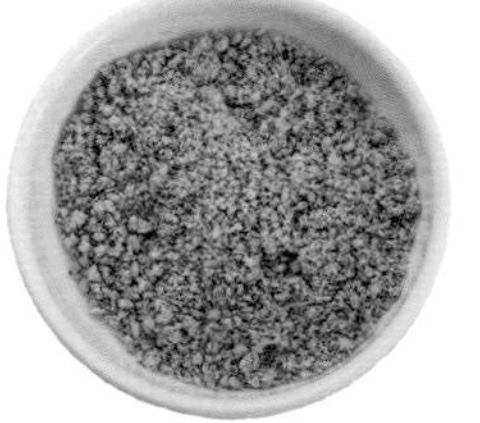

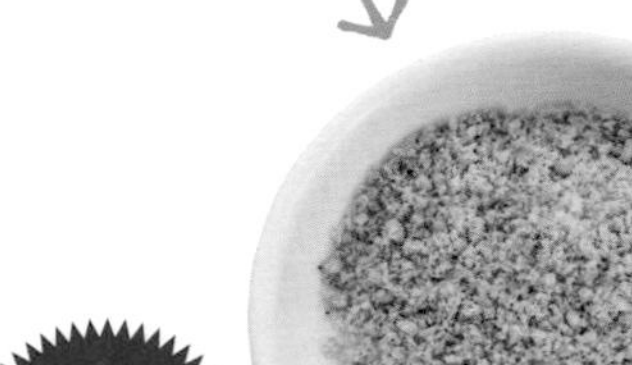

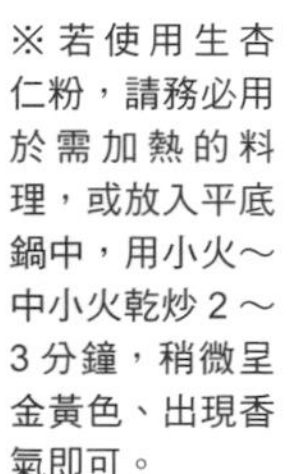

※ 若使用生杏仁粉，請務必用於需加熱的料理，或放入平底鍋中，用小火～中小火乾炒 2 ～ 3 分鐘，稍微呈金黃色、出現香氣即可。

雙倍抗氧

抗氧化杏仁芝麻

以維他命 E 提升抗氧化力！

01 抗氧化 杏仁粉芝麻

1 大匙

芝麻素量＝約 16mg

堅果類富含強大抗氧化作用的維他命 E。尤其生育醇含量極多的杏仁，抗氧化效果相當卓越。

若再與芝麻搭配更能相輔相成。另外，杏仁的風味與甘甜與菜餚調性相合，從西式菜色到甜點，使用範圍廣泛。

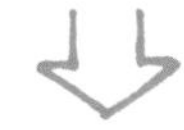

使用「抗氧化杏仁芝麻」的食譜範例

涼拌干貝

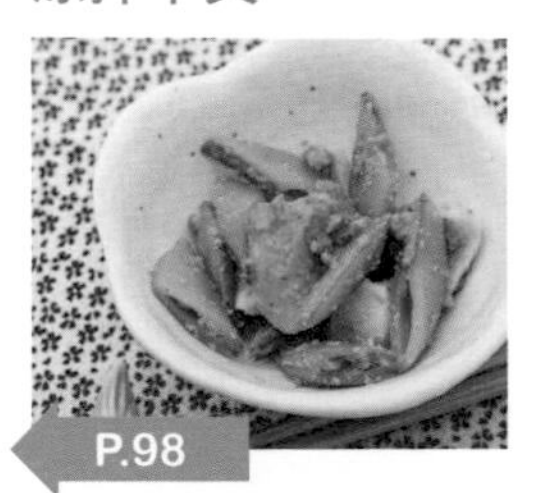

一道只需將燙熟的甜豆與干貝拌在一起的簡單食譜，從低熱量的干貝中也能攝取到蛋白質。

P.98

芝麻杏仁奶燉菜

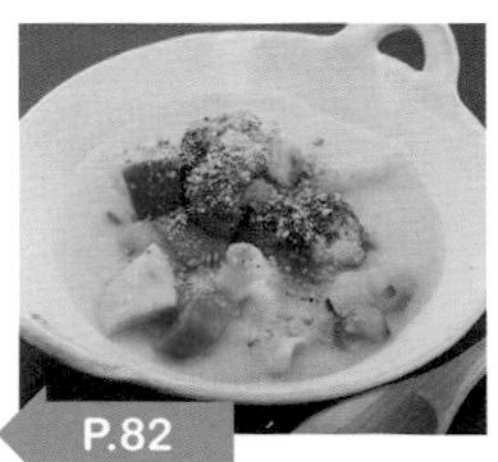

以杏仁奶燉煮的奶油燉菜。添加「杏仁芝麻」，可充分攝取維他命 E。

P.82

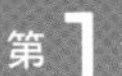

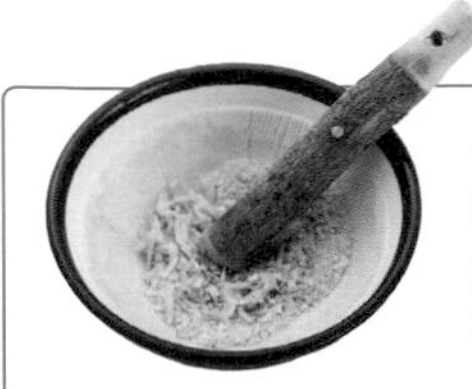

也可以用食物調理機磨碎櫻花蝦，自己做「櫻花蝦粉」。

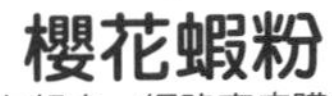

櫻花蝦粉
※可在超市、網路商店購得。

研磨芝麻

1 ： 2

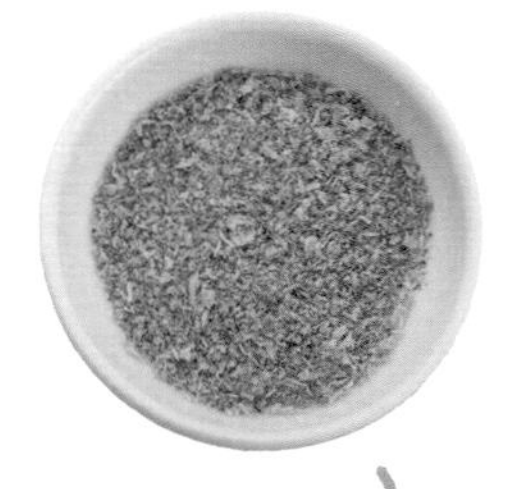

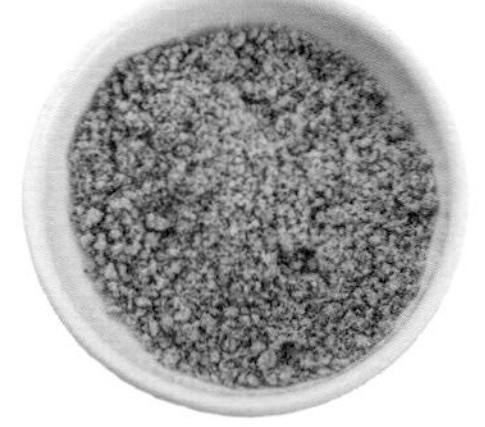

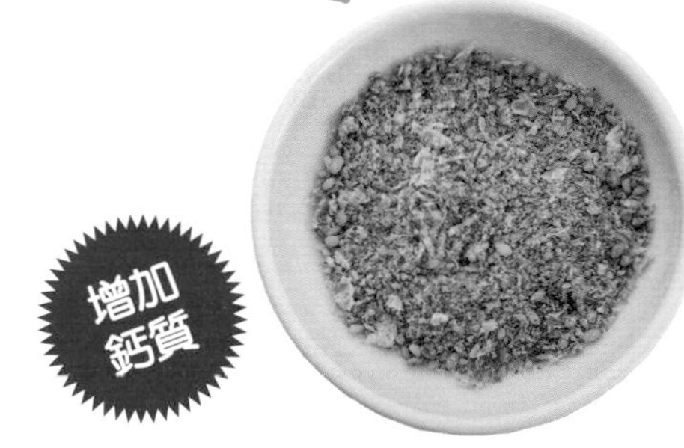

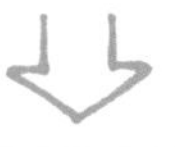

抗氧化櫻花蝦芝麻

以豐富鈣質強健骨骼！

02 抗氧化櫻花蝦芝麻

1大匙
芝麻素量＝約21mg

連蝦殼一起食用鈣質滿點！不僅能強化骨骼，櫻花蝦還是高蛋白質、低脂質的健康食材，其構成蛋白質的胺基酸是鮮味的來源，能增添料理風味。另外，紅色色澤來自名為蝦青素的抗氧化物質，也是用於美容液的著名成份，能強化芝麻的抗氧化力。

使用「抗氧化櫻花蝦芝麻」的食譜範例

蝦芝麻煎蛋捲

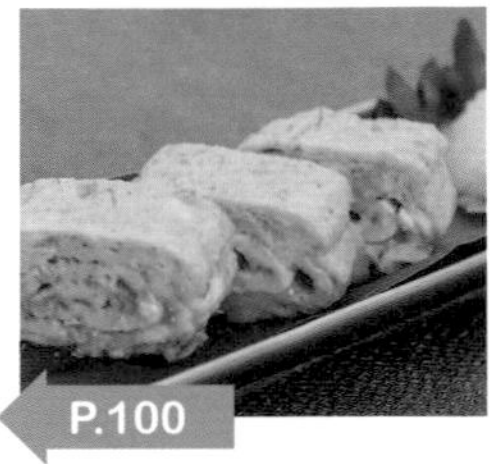

P.100

櫻花蝦顯著的海洋鹹味，只需少許就足夠提味！這是一道低鹽健康的美味煎蛋捲。

大阪燒

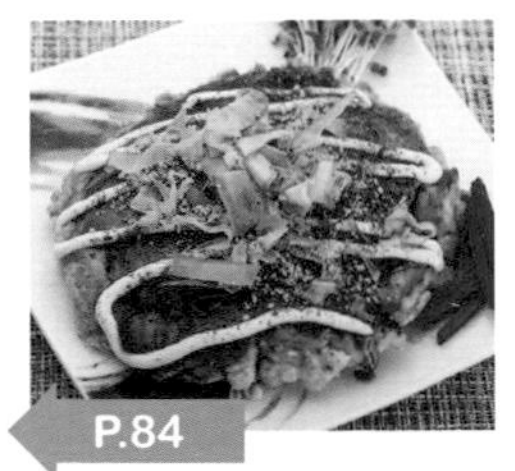

P.84

蝦香四溢的大阪燒，富含維生素U能保護腸胃。低糖分的優點也很適合當作瘦身餐。

以高蛋白質含量
打造強健肌肉！

03 抗氧化 柴魚芝麻

1大匙
芝麻素量＝約16mg

未經處理的鰹魚魚肉，飽含水分和蛋白質，將其乾燥後製作成的柴魚，濃縮了滿滿能打造肌肉的蛋白質，與同樣富含蛋白質的芝麻混合，能攝取到大量的優良蛋白質。另外，想強化骨骼不可缺少的磷、鉀、維他命 D 等營養素也相當豐富。

柴魚粉
※可在各大超市購得。

研磨芝麻

1 ： 1

肌力提升

抗氧化柴魚芝麻

使用「抗氧化柴魚芝麻」的食譜範例

薑燒牛肉

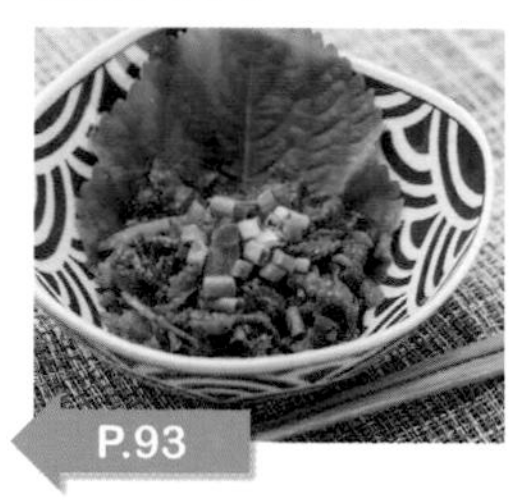

P.93

柴魚芝麻加上些許能促進食欲的辣味，薑與辣椒還能達到祛寒功效，讓你在寒冷的季節裡也能全身暖呼呼。

什錦炊飯

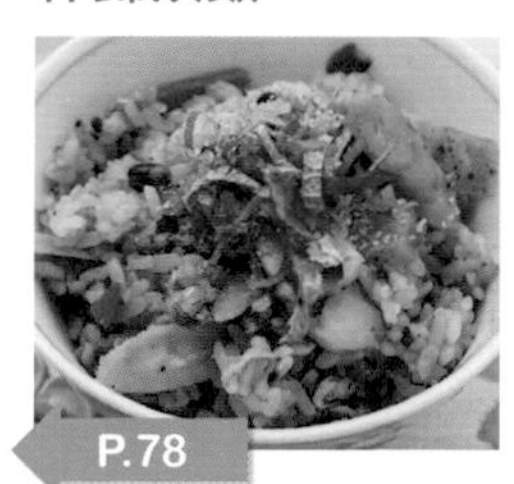

P.78

在充滿柴魚、雞肉與根莖蔬菜的什錦炊飯中，富含了活化腸道的營養素，再撒上柴魚芝麻，營養滿點！

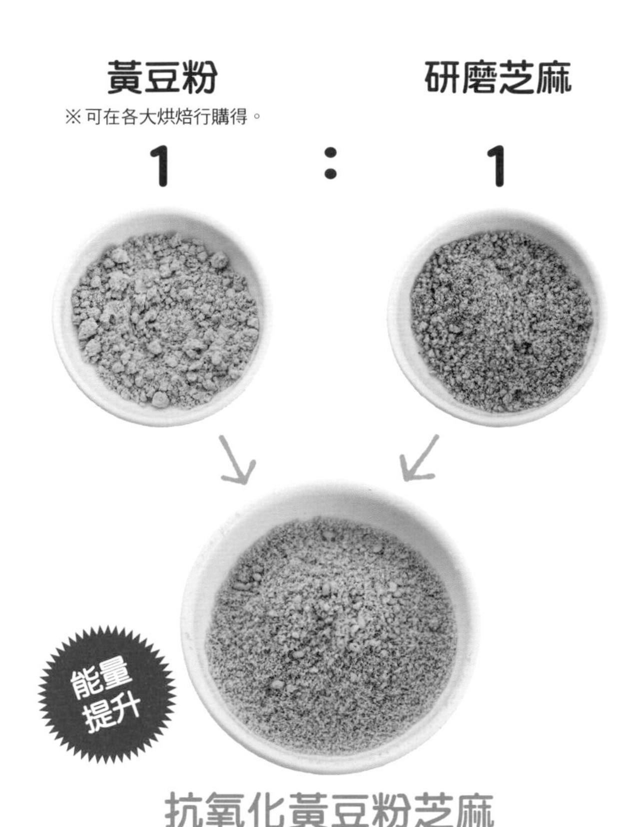

以大豆異黃酮
吃出光滑美肌！

04 抗氧化 黃豆粉芝麻

1大匙
芝麻素量=約16mg

成分相近於女性荷爾蒙的大豆異黃酮，抗老化的美顏效果超顯著！黃豆粉含有大豆胜肽等蛋白質，能完整吸收大豆營養。因含有糖質，帶有些微甜味，也因為分解需要一點時間，所以血糖不易急速上升。很適合控制飲食中突然想吃甜點時食用。

使用「抗氧化黃豆粉芝麻」的食譜範例

安倍川麻糬

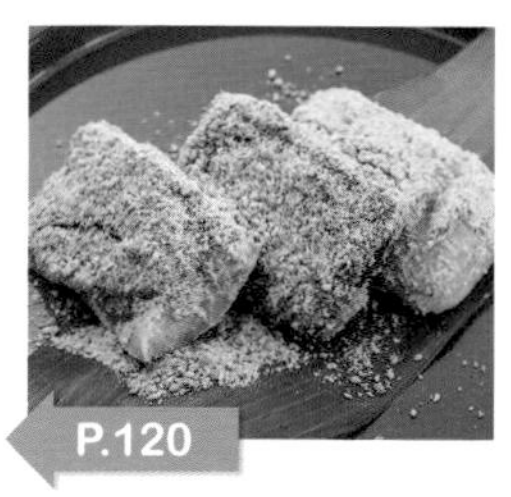

P.120

將黃豆粉芝麻裹滿在烤過的麻糬上。具飽足感，適合作為下午時刻的午茶小點。

芝麻餅乾

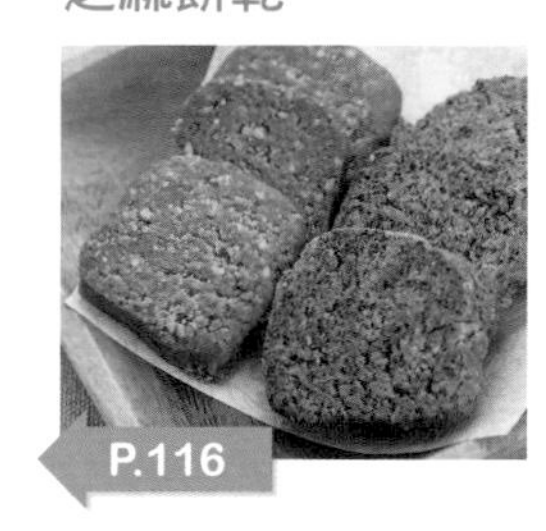

P.116

只要加入米粉當中一起製作，是簡單又營養多多的餅乾。黃豆粉的溫和甜味讓人欣喜滿足。

用芝麻＋大豆
整頓腸內環境！

05 抗氧化 味噌芝麻

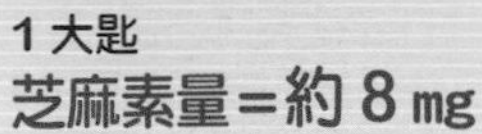

1 大匙
芝麻素量＝約 8 mg

因大豆發酵而產生各式各樣營養成分的味噌，其中一種稱為「梅納汀」的茶色抗氧化物質，除了能去除體內活性氧，也能增加腸內益生菌。將含有這種梅納汀的味噌，搭配富含食物纖維的芝麻，能夠加強改善腸內環境的效果。

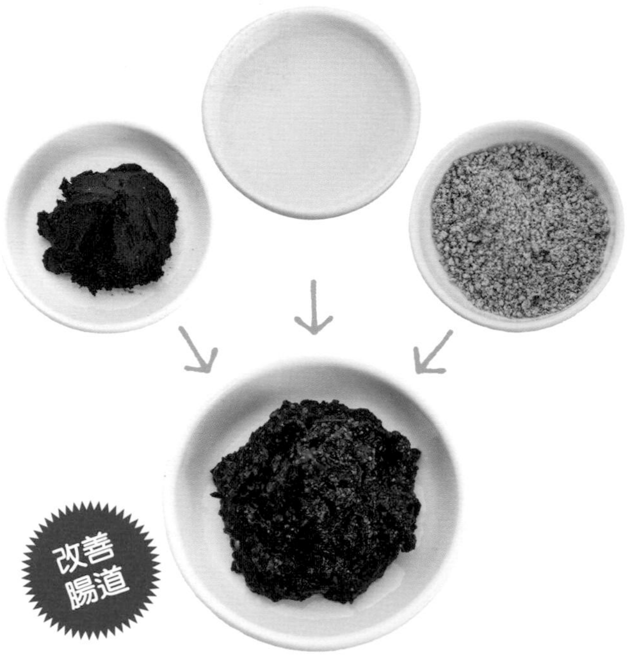

八丁味噌
※也可用其他味噌取代。
味醂
研磨芝麻
1 : 1 : 2

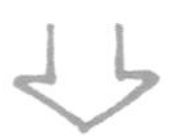

改善
腸道

抗氧化味噌芝麻

使用「抗氧化味噌芝麻」的食譜範例

涼拌芝麻豆腐

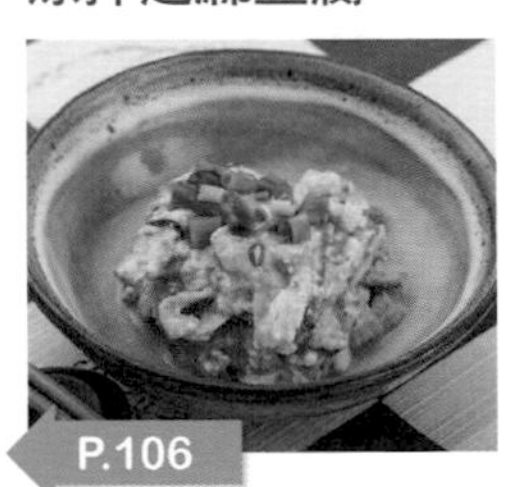
P.106

使用芝麻味噌更提升抗氧化力外，味噌的滑順口感也能幫味道樸實的豆腐增添鮮美滋味。

味噌芝麻豬

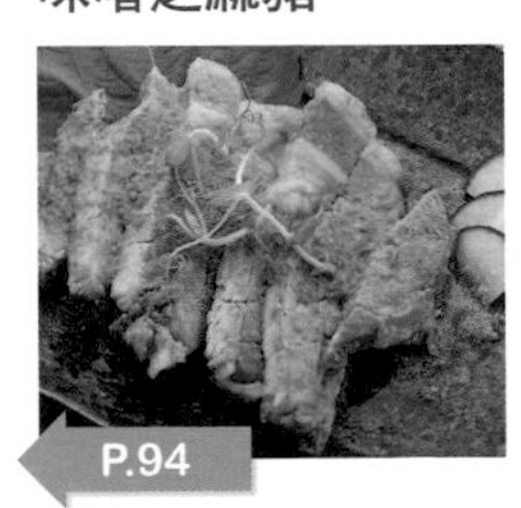
P.94

以「抗氧化味噌芝麻」醃透豬肉。豬肉和芝麻都富含維他命 B，具有消除疲勞功效。

用紅紫蘇的力量
開啟肝臟的防護罩

06 抗氧化紅紫蘇芝麻

1大匙
芝麻素量＝約21mg

紅紫蘇內含豐富的迷迭香酸，屬於多酚的一種，抗氧化力卓越。也具有護肝、抗過敏功效，搭配芝麻能更提升抗氧化作用、強化護肝效果。此外，紫蘇特殊的香氣，是來自紫蘇醛成份。除了能抗菌抗敏，也有增進食欲、促進消化的功效。

紅紫蘇　　1　：　2　　研磨芝麻

※此處使用三島的「紫蘇飯友」，
可於各大網路商店購得。

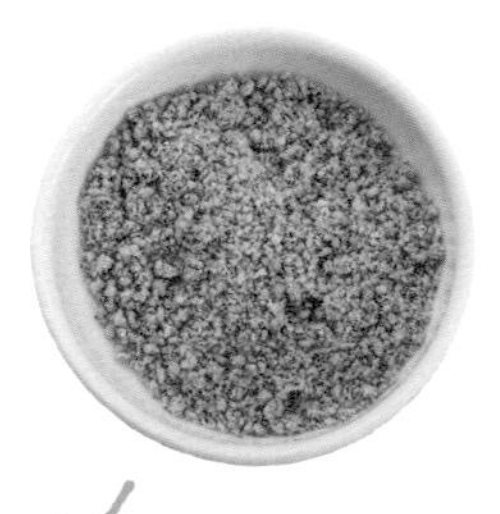

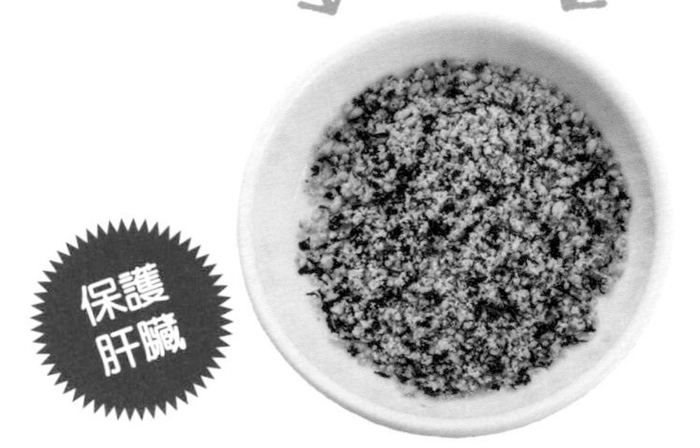

抗氧化紅紫蘇芝麻

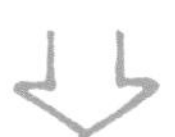

使用「抗氧化紅紫蘇芝麻」的食譜範例

珠蔥拌紫蘇雞柳

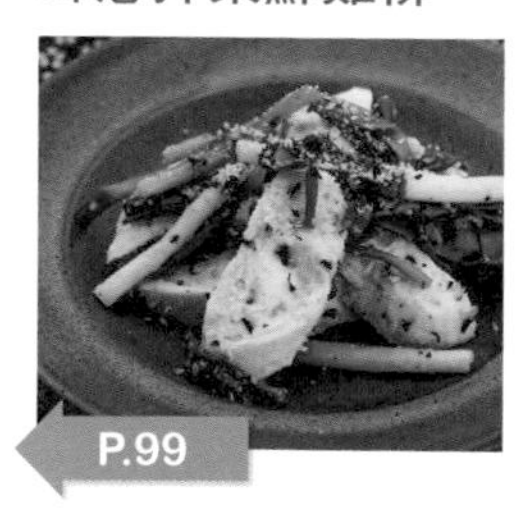
P.99

涼拌蒸熟的雞柳，是適合瘦身的高蛋白低脂料理。紫蘇芝麻能加強風味，即便只用少許調味料也沒問題。

雞胸紫蘇義大利麵

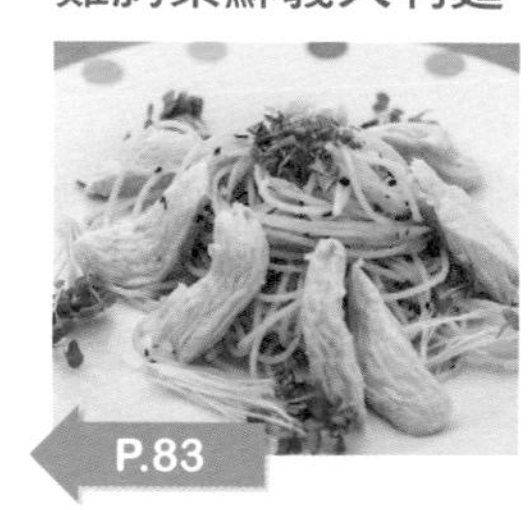
P.83

只需拌入煮好的義大利麵的簡單食譜。蒸過的雞胸與紫蘇的酸味互相交融，風味清爽。

用抗氧化芝麻的美味，從「細胞」改變飲食習慣！

現代人的飲食生活，充斥著容易讓體內產生氧化與糖化的食物。比方說，炸物和零食點心就含有氧化油脂；蛋糕或冰淇淋，不用說都知道有滿滿的砂糖。想要達到抗氧化．抗糖化的功效，固然要避開這類食物，但應該也有不少人覺得「忍住不碰可口的食物太難了！」會有這樣的想法，其實是因為對大腦而言，糖是能量來源，所以會傾向攝取甜食。想要改善這種「**明知道是對身體有害的食物，卻覺得美味無比**」的問題，最好的方法，就是從細胞的「接收器」著手。

細胞中有像天線一般的「接收器」，依照受到刺激程度，選擇增加或減退。比方說，經常吃重口味的人，對鹽分有反應的接收器會大量產生，進而對鹽分有「美味」、「想再多吃一點」的感覺。然而，若減少食用次數與分量，對鹽分反應的接收器便會逐漸消退，久而久之，吃**清淡口味的料理也能感到美味**。

只要充分利用接受器的機制，**任何人都能不勉強地改變飲食生活**。其中，**最適合用來抑制重口味食物的，就是芝麻**。

芝麻風味豐富，每天攝取芝麻，對芝麻風味的接收器會產生反應，即使減少鹽分或調味料，大腦也依然能夠產生「美味」的感覺。而且，在「抗氧化黃豆粉芝麻」或「抗氧化櫻花蝦芝麻」中，也能攝取到天然的甜味或鹹味。

每天運用「抗氧化芝麻」生活，就能徹底達到**抑制有害物質生成**的效果。

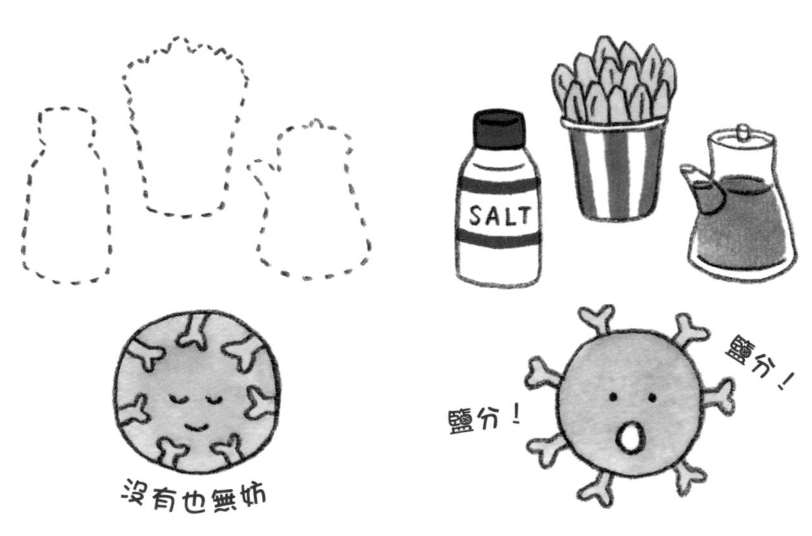

依照料理挑選「抗氧化芝麻」，讓營養和美味同步升級

如何使用6種不同的抗氧化芝麻呢？很簡單，只要在喜歡的菜餚上「撒上・混合・拌入」即可！

華麗多彩的「櫻花蝦芝麻」，作為沙拉佐料或煎蛋捲內餡都超加分；滋味豐富的「柴魚芝麻」，適合搭配經典的飯糰或涼拌料理，也推薦加入味噌湯；香氣醇厚的「味噌芝麻」，與蒸雞或蔬菜等清淡的食材相當絕配；清爽風味的「紅紫蘇芝麻」是左右味道關鍵的美味好物，從主食到配菜都能起到優異的調味作用；「杏仁粉芝麻」和「黃豆粉芝麻」應用在甜點，搭配優格或麻糬等等，就是孩子們也會喜歡的好滋味。

除此之外，還有各式各樣的料理變化可以靈活運用。

早中晚三餐，從主食到湯品、甜點、飲料，都能盡情享受在創意又健康的料理之中吧。

只要「撒上・混合・拌入」就OK
早餐也能簡單攝取的營養！

拌入納豆

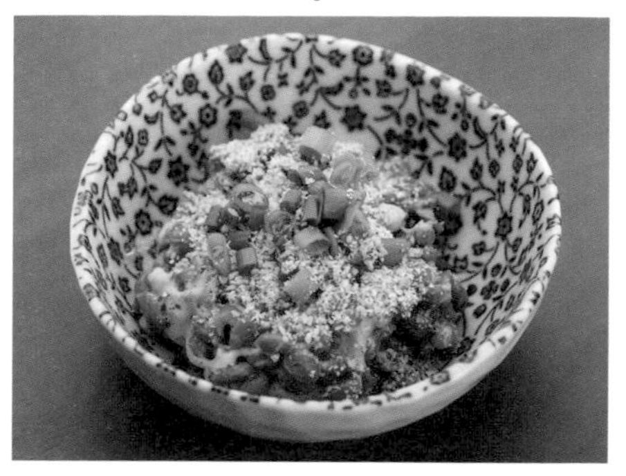

富含香氣與鮮味的「柴魚芝麻」，配飯配豆腐都很搭。「味噌、紫蘇、蝦」意想不到地對味，為一成不變的早餐帶來喜悅的變化。

撒在麵包上

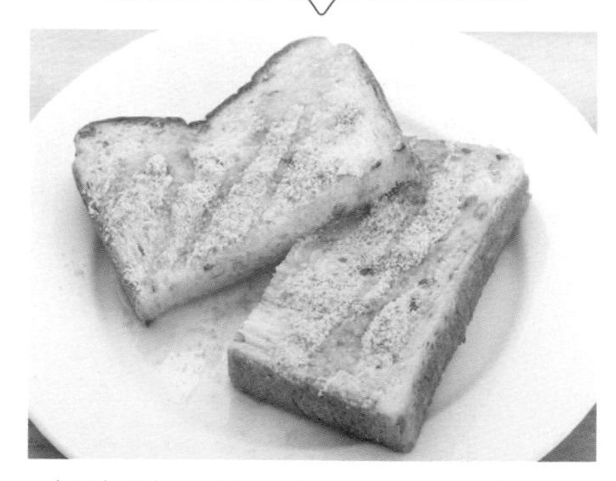

加點香氣四溢的「杏仁芝麻」（※）在吐司上，補充蛋白質。溫和柔潤的「黃豆粉芝麻」與綠茶也相當合拍。

加入味噌湯

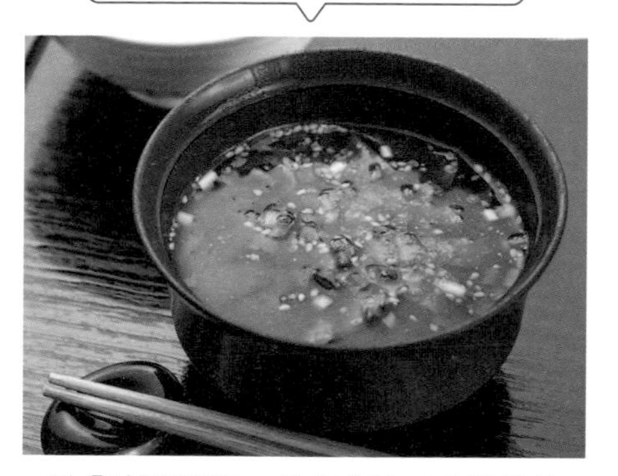

以「味噌芝麻」煮味噌湯，不僅營養加倍也能增添風味。除了味噌湯之外，也很推薦搭配豆奶湯，烹煮時記得按人數適量添加。

撒在優格上

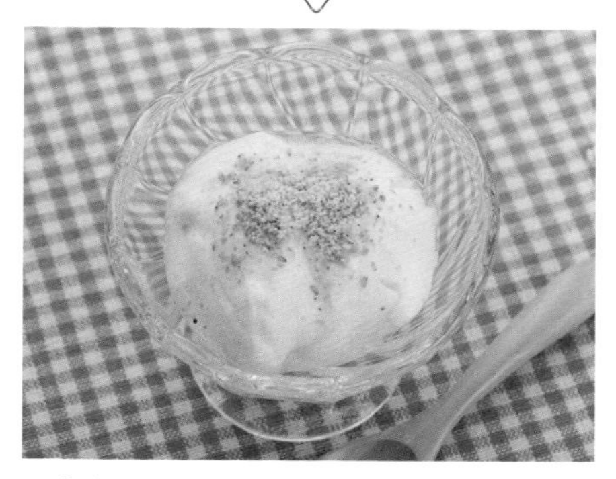

「杏仁芝麻」（※）或「黃豆粉芝麻」搭配優格，健康滿點又能滿足甜點胃。尤其富含蛋白質能產生飽腹感，是令人滿意愉快的料理。

※杏仁粉請使用加熱過的。（請參考P.30）

COLUMN

有關「芝麻」的基本問題

Q 芝麻是否會引起過敏？

A 雖然有可能，但機率不高。

即便引起過敏的機率並不高，但仍然有人對芝麻過敏。其實，要注意的不僅是芝麻，所有的食物都有可能因體質導致過敏反應，如果發現自己有可能過敏，請減少攝取量。

Q 吃多少都沒問題嗎？是否有攝取量限制？

A 每天 2 ～ 3 大匙為基準。

雖然我大力推崇芝麻，但其實任何對身體再好的東西，只要過量攝取都會對健康造成負擔。每天的研磨芝麻攝取量，最多以 4 大匙為上限。

Q 嬰兒大概幾個月後可以開始吃呢？

A 大概出生後 7 個月。

7 個月大的寶寶，就可以吃加入研磨芝麻的副食品了。跟所有食材的餵食方法一樣，起初少量給予，並仔細觀察寶寶皮膚狀態和身體反應，再循序漸進調整食用量。

Q 每天攝取 2 大匙會不會變胖？

A 雖有熱量，但不容易變胖。

估算 2 大匙研磨芝麻的熱量約 98 大卡，相當於 100g 白飯，但芝麻含有膳食纖維、蛋白質、維他命、礦物質等營養素，飲食上多攝取 2 大匙不至於讓人變胖。

Q 有推薦的食用時間嗎？

A 建議早餐或中餐食用。

其實任何一餐食用芝麻都無妨，但因為有的人吃晚餐的時間比較晚，容易造成脂肪堆積，所以比較建議在活動力高的白天食用。

Q 芝麻的保存方法為何？

A 避免接觸空氣，存放於陰涼處。

研磨芝麻容易氧化，若是放在夾鏈袋中保存，請確實排出空氣後封口，並存放於冰箱等溫度偏低、不受日曬的地方。

第2章

建構抗病基礎！——「抗氧化芝麻」的抗氧化、抗糖化功效

「氧化」與「糖化」是老化和生病的成因，
這裡將介紹預防老化疾病的養生法。
立刻攝取抗氧化芝麻，
開始每天的抗氧化生活吧！

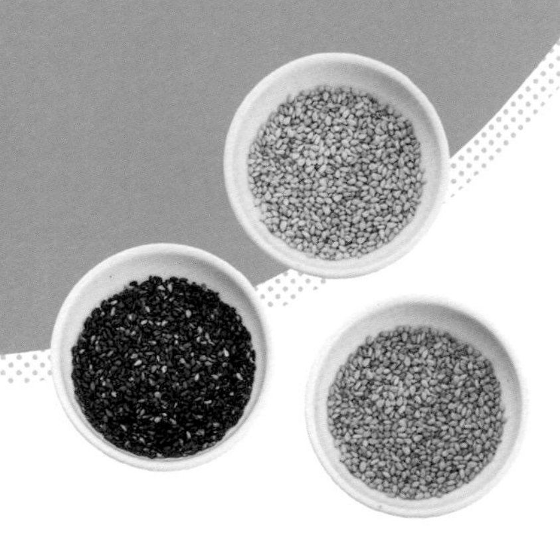

呼吸是生存的必須機能，也是造成老化和疾病的主因

芝麻被稱為是超級食物的原因之一，是因為它具有抑制「氧化作用」的功效，而氧化是造成身體老化、引起疾病的主要成因。若用生鏽形容鐵和氧結合後的作用，「身體的生鏽」就是指身體的內部發生氧化作用，但你知道身體開始生鏽的原因是什麼嗎？

平常我們透過呼吸將氧氣吸入體內。因為氧氣是人體必要的能量來源之一，無法在體內形成，身體也無法儲存，所以我們才需要持續呼吸。

然而，吸入的氧氣會在體內產生化學反應，同時產生「活性氧」與「自由基」這兩種的物質。此兩種物質有強大的氧化力，具有擊退病菌的重要功能，但也因為過於強大，若過度生產會連健康的細胞都一同氧化。也就是說，隨著我們活著的時間越長，體內細胞越容易生鏽（氧化），而且一旦損壞後就無法回復。

要造成氧化，除了需要氧氣，還需要光或熱的要素。比方說，若將去皮的蘋果放在陽光照射到的地方，會加速它的腐壞。我們人體也是，習慣生活在溫暖、有陽光的地方，所以**無時無刻都在氧化**。若想完全避免氧化，就必須進入真空包裝、待在如冰箱般冰冷陰涼的地方才行。

說穿了，所謂**氧化，是只要活著就無法避免的身體反應**，是我們為了維持生命而活動的同時，如同副產物般產生的作用。但雖然無法完全阻止，卻可以透過日常習慣，有效達到延緩的效果。

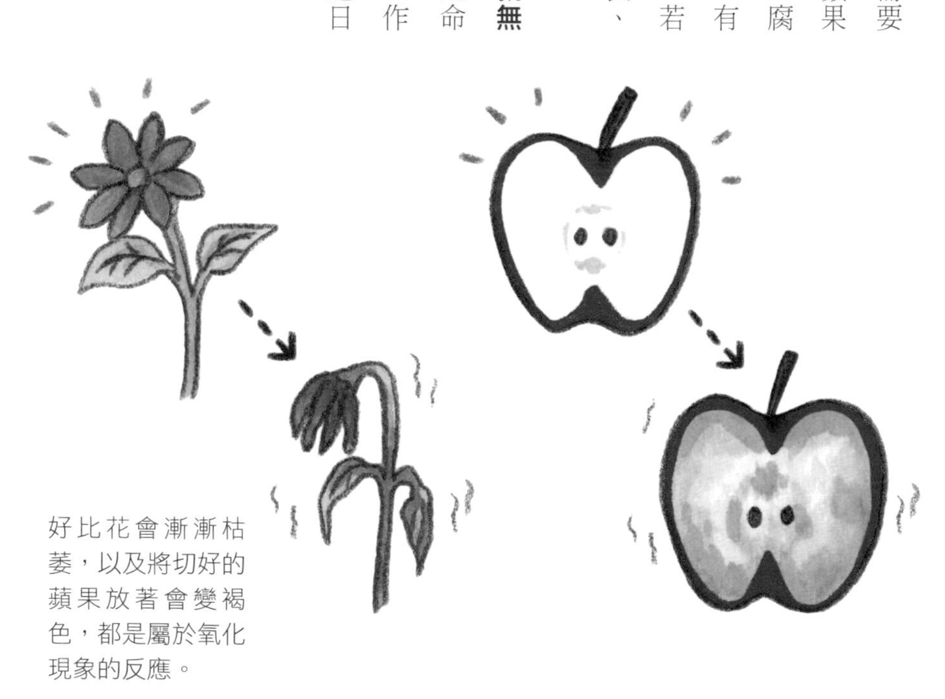

好比花會漸漸枯萎，以及將切好的蘋果放著會變褐色，都是屬於氧化現象的反應。

過量的「糖」會產生毒素，在我們體內引發「焦化反應」

若將「身體生鏽」稱作氧化，那「身體燒焦」就是糖化作用。如同烤蛋糕時烤出金黃色的焦痕一般，其實我們的身體也有焦化反應，這也是造成老化或疾病的主要原因之一。

若要簡單說明糖化，就是蛋白質和糖一起加熱一段時間後，產生稱為**「AGEs（糖化終產物）」的褐色物質**。本書開頭（參考第5頁）提及的磅蛋糕也是相同的反應，將蛋、牛奶（蛋白質）與麵粉（糖質）混合，烘烤數分鐘後，表面就會呈現深深的褐色（產生了AGEs）。

這個AGEs物質，會經由以下兩種路徑儲存在我們體內——

①內因性（在體內產生）……從食物中攝取的糖分在身體中與蛋白質結合，隨著年齡和時間的增長，持續在體內形成AGEs。

②外因性（在體外產生）……如同烘烤磅蛋糕時加熱蛋白質與糖的狀態，將含有AGEs的產物直接吃進體內。

積存在體內的AGEs，固著在骨骼、血管、皮膚、大腦等各處器官，讓該部位產生如同焦化般的劣化壞損。不僅如此，**因AGEs而劣化的部分，無法恢復原狀**。

「糖」對人類來說並是無法斷絕的能量來源，若完全切斷糖質，就難以維持健康平衡的狀態，嚴重的話甚至會因此導致死亡。也就是說，糖化與氧化相同，是只要我們還活著，就無法完全避免的現象。

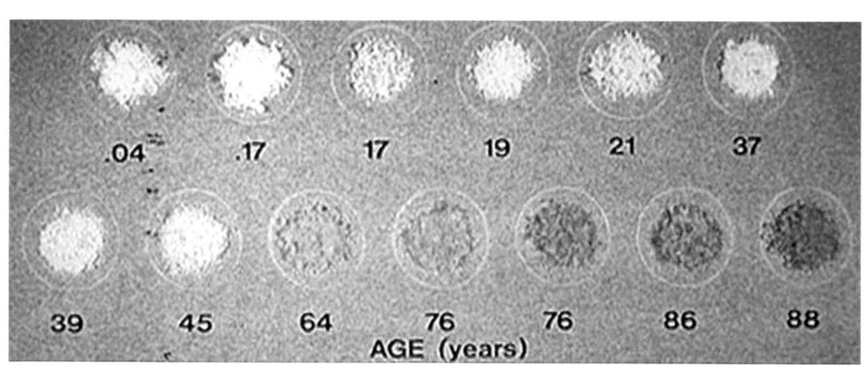

圖中為軟骨顏色隨著年齡變化的模樣。可清楚看見隨年歲增長而糖化、逐漸變深褐色的樣子。
（出處取自「荷蘭、Groningen醫科大學教授SMIT的資料」）

伴隨「氧化」、「糖化」而來的癌症、動脈硬化、失智……

氧化與糖化，是身體每天不知不覺都會進行的老化反應。若持續放任下去，體內的器官組織會越趨衰壞，嚴重的話可能會造成以下的情況——

- **癌症**……其實人體中本來就有癌細胞存在，而為了抑制癌細胞過度增生，DNA中有稱為「抑癌基因」的配套物質。但是**活性氧有可能會破壞珍貴的抑癌基因**，如此氧化下去，會變得無法抑制癌細胞生長，最後演變成癌症。
- **動脈硬化**……若**動脈血管內側儲存過多氧化的脂質或AGEs**，導致血管硬化阻塞，血液會逐漸變得難以流動。
- **失智**……大腦的微血管中，有個防止有害物質侵入的「血腦障壁」守門員，但AGEs能輕鬆越過這道閘門。

為什麼呢？因為AGEs含有大腦所需的能量「糖」，所以閘口會允許通過，尤其它通過後還會破壞閘口，進而加速對大腦的迫害。**觀察失智患者的大腦，上面可以看到褐色的斑點，經過研究，這些斑點中含有AGEs成分**。

- **肌肉衰退……**保持肌膚彈性的膠原蛋白一旦「氧化・糖化」，皮膚就會產生皺紋、逐漸下垂。此外，**褐色AGEs若儲存在皮膚細胞，也會導致蠟黃、暗沉**。
- **毛髮衰弱……毛髮中的蛋白質一旦糖化，會變得脆弱、容易斷裂**，而且頭髮表面的光澤也會消失，變成「不健康的毛髮」。
- **骨質疏鬆症……骨骼中的膠原蛋白糖化後，骨頭會變得脆弱**。
- **白內障……**眼球中的「水晶體」像相機鏡頭般具有對焦的功能，若AGEs長期沉積在水晶體中，有可能造成視線混濁、失焦而**罹患白內障**。

由此可見，全身上下的問題，幾乎都跟「氧化和糖化」有關。正因如此，抑制這兩項反應在體內產生，才是**預防疾病與身體老化最有效的方式**。

用「抗氧化芝麻」，化解難纏的「氧化、糖化」危機

如果想要積極修復體內氧化與糖化的損害，我強力推薦的食材就是「抗氧化芝麻」。原因是，**抗氧化芝麻中，飽含以芝麻素為首的大量抗氧化物質**。

那麼，抗氧化物質為什麼能針對「氧化・糖化」產生功效呢？

首先，「抗氧化物質」換句話說，就是可以「抑制氧化成分」的物質。所謂的氧化成分，則是指活性氧和自由基——

・**活性氧**……氧氣在人體內結合各種分子後，演變為氧化力更強大的分子。

・**自由基**……一般來說，人體內穩定的分子皆具有兩兩成對的電子。只要當其中一個電子離開後，無法成對的不穩定分子就成為自由基。自由基會在呼吸或運動的過程，以及將食物轉化為能量時自然產生。

針對這兩項物質，抗氧化物質則具備**「抑制活性氧或自由基的活動」**、**「控制活性氧或自由基產生」**、**「修復氧化造成的細胞損害」**功能。

除此之外，因為糖化產生AGEs的過程也與氧化有關，所以**抗氧化物質在抑制糖化上也頗具成效**。

糖化作用，簡單來說就是糖和蛋白質結合在一起。兩者結合後首先會產生稱為「阿馬得利產物（Amadori Product）」的中間物質，也就是AGEs前一階段的物質。這個阿馬得利產物因活性氧或自由基造成的氧化，再經過脫水的化學反應後，就會轉變為AGEs。也就是說，若**沒有發生氧化就不會產生AGEs**。

從以上的說明我們可以理解到，充分攝取抗氧化物質不僅可以達到抗氧作用，也能夠同步增強抗糖化的功效，這兩者之間息息相關。

強化細胞活力，從外表開始找回年輕與健康！

同學會時，總是會有人看起來說不上來的年輕吧？那種年輕的感覺，正是**「抗氧化力」確實運作**的證據。

我們的身體，為了維持生命而運作的同時，也會連帶造成各個器官逐步老化。想要抑制這種情況發生，最好的方法就是「提升抗氧化力」。以芝麻木酚素為首、飽含抗氧化物質的芝麻，正是具有高度抗氧化力的超級食物。只要每天攝取芝麻，就可以為自己未來的「健康長壽」鋪路。

高抗氧化力的芝麻，不僅能預防疾病，更因為富含蛋白質、礦物質等美顏不可或缺的營養素，以及油脂中的不飽和脂肪酸，能達到滋潤肌膚和頭皮，進而保持良好光澤的肌膚與髮質的卓越抗老功效。**只要我們的身體能夠確實阻隔氧化反應，便**

能維持「新陳代謝」細胞正常運作，促使肌膚再生、修復發炎和傷口，維持肌膚的健康狀態。

雖然芝麻具有這麼了不起能量，但並不是今天吃了芝麻明天就會立刻變年輕，最重要的是**持之以恆**。每天食用抗氧化芝麻，能持續抑制體內的氧化與糖化，長久下來必定能比同年齡的人看起來更加年輕。

其他推薦的抗氧食材

香料・香草類	在西方，香草的高抗氧化功效經常被用來入藥，於烹飪時使用也是可以增添風味、減少鹽量。
水果類	水果中的巴西莓、蔓越莓、藍莓等漿果類果實，具有極高的抗氧化力。尤其果皮含有豐富多酚，非常建議洗淨後連皮食用。
堅果類	堅果中的杏仁、核桃都含有特別豐富的抗氧化物質，因此我也特別在書中介紹「抗氧化杏仁粉芝麻」。
其他	可可粉、咖啡、抹茶等深色食物，被普遍認為是多酚含量高、抗氧化作用強的好物。

抗糖化運動不分年齡，打造健康的飲食根基

「抗糖化」最好趁早開始，讓孩子盡可能從小就開始培養健康意識。若您已為人父母，不妨與孩子從今天起著手抗糖化運動。**越早開始避開糖化的侵害，越能有效降低疾病風險和老化速度**。

現代的飲食生活，盡是充斥AGEs的食物。若孩子從小大量攝取，不需要多久，他的糖化年齡就會遠超過實際年齡。事實上，用「AGEs測量器」的儀器測量體內糖化年齡時，出現**實際年齡30歲，糖化年齡卻高達60歲**的情況不少。

再更進一步來看，嬰幼兒的糖化，從在媽媽肚子裡就開始了。母體的AGEs會透過胎盤輸送到嬰兒身上。正因如此，我非常希望各位盡早開始實施抗糖化對策。

在這個前提下推薦的，還是芝麻。最大的優點是因為它氣味溫和，並不需要太

擔心喜好的問題，接受度相當高。在咖哩或甜點中，搭配「抗氧化芝麻」做成好入口的美味佳餚，**孩子們也能自然而然接受芝麻**。

近年來，人們才逐漸普遍認知到糖化的害處，但明知這個資訊，卻以「我不也這樣活過來了」的心態，讓孩子步上爸媽的後塵，甚至是罹患相同的疾病，這樣子的循環相信所有人都不樂見。所以，站在傳承知識與延續健康的角度上，**請務必和孩子一起實行「抗氧化芝麻生活」，給人生更健康的選擇！**

芝麻餅乾

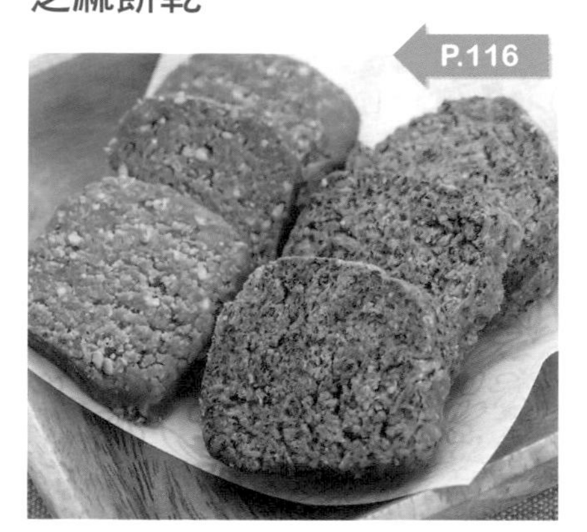
P.116

依喜好選擇白芝麻或黑芝麻，讓人滿足的健康美味零嘴。

大豆絞肉咖哩

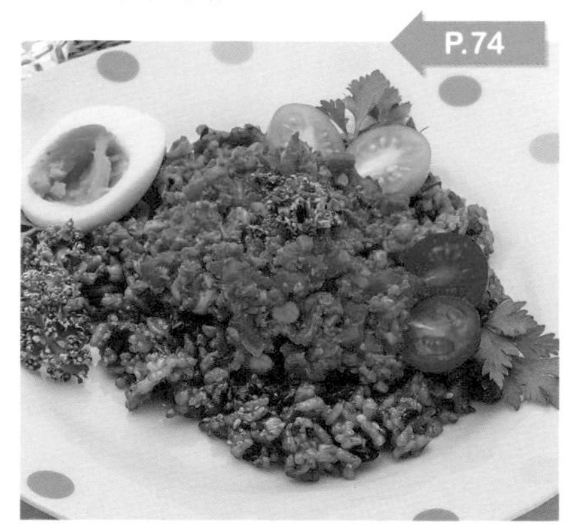
P.74

一點也不辣！加入滿滿的大豆與蔬菜，孩子也能開心食用。

改變烹調方式，「糖化程度」立即降低12倍！

除了在體內產生的糖化反應，也有所謂「外因性」的糖化，意思是直接攝取含AGEs的食物，而**左右食物中AGEs含量的關鍵，則在於烹調的方式**。

烹調方式中最能抑制AGEs產生的，是生食或低溫烹調。因為AGEs在「長時間高溫加熱」時會被大量製造出來，因此，**儘量避免高溫烹調**是抗糖化的關鍵。選擇用蒸煮的烹飪方法，透過用水加熱，即使溫度再高也不至於超過100度，所以大可放心，**本書的食譜作法，基本上也是採用能抑制AGEs的烹調方式**。另外，根據研究資料顯示，蒸雞肉與炸雞肉的糖化反應程度，竟高達7到12倍之差，所以最好減少使用將食物長時間高溫烤炸的方式來烹調。

當然，偶爾也會覺得蒸煮的食物缺乏滋味，難以滿足味蕾，這時候，「抗氧化芝麻」就是可靠的調味好夥伴。帶有油脂成分的抗氧化芝麻，能夠替料理增添醇厚風味，輕易滿足你的口腹之欲。

加速糖化的NG烹調法

高溫×長時間

燒烤　油炸

炸雞的糖化反應，是水煮雞肉的7～12倍！

建議的烹調方法

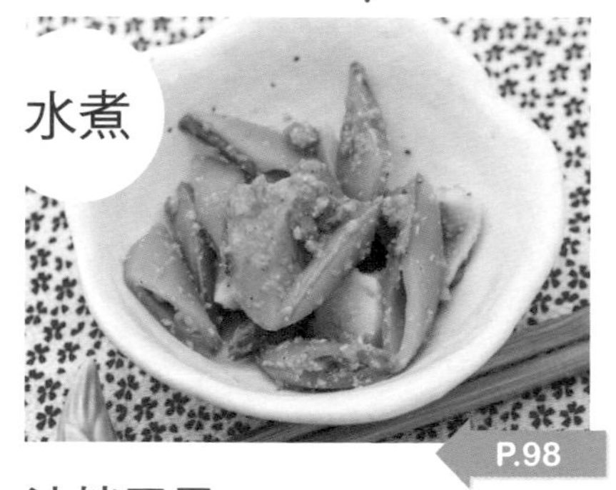

P.98

涼拌干貝

快速燙熟拌勻即可，也能減少糖化生成的顧慮。

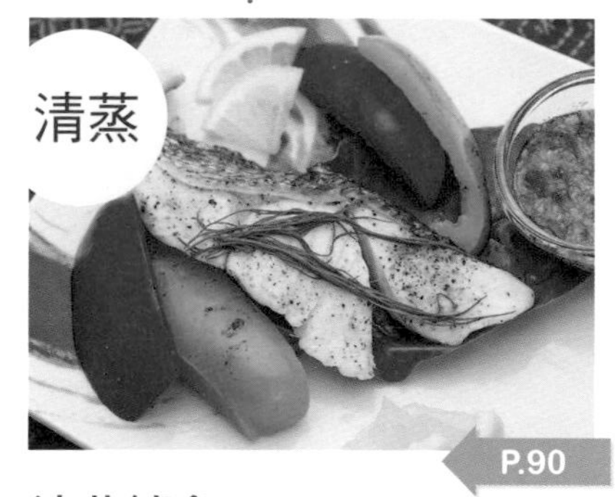

P.90

油蒸鱸魚

加入橄欖油與水，以低溫慢蒸，防止食材糖化。

透過「芝麻素」的威力，消除肝臟內的高氧風險！

芝麻中的芝麻素還有眾多優點。其中之一，就是具有「護肝功能」。

肝臟負責體內的諸多業務，例如：①「代謝」：將食物中的營養素轉換成容易使用的分子。②「解毒」：分解進入體內的細菌或食品添加物。③「製造膽汁」：幫助食物消化，並毫不停歇地運作著。因此，隨著年齡增長，肝臟逐漸疲勞損傷，機能開始衰退後，尤其在解毒時，就會產生大量活性氧，造成肝臟的龐大負擔。肝臟，也是最容易產生活性氧的內臟。

而能抑制這種負擔，正是芝麻素帶來的護肝效果。

大部分的抗氧化物質，幾乎都是在進入體內後立刻與活性氧抗戰，最後在小腸被吸收。**但芝麻素是完整地被運送到肝臟後，才開始轉化為抗氧化物質**。能去除肝臟的活性氧、幫助分解酒精，徹底舒緩肝臟的負擔。

近年來，脂肪肝是國人健康危機的主因之一，代表健康的肝細胞被脂肪細胞取代了，進而使肝功能降低，提高罹患肝硬化、肝癌等疾病的機率。

我們都聽說過肝臟被稱為是「沉默的器官」，即使它受傷了，直到發展到某個階段，都不會出現明顯症狀。所以，平時就多留意我們的肝臟吧，這是最理想的保健方式。**避免過量食用酒精或甜食，以抗氧化芝麻好好守護肝臟吧**。

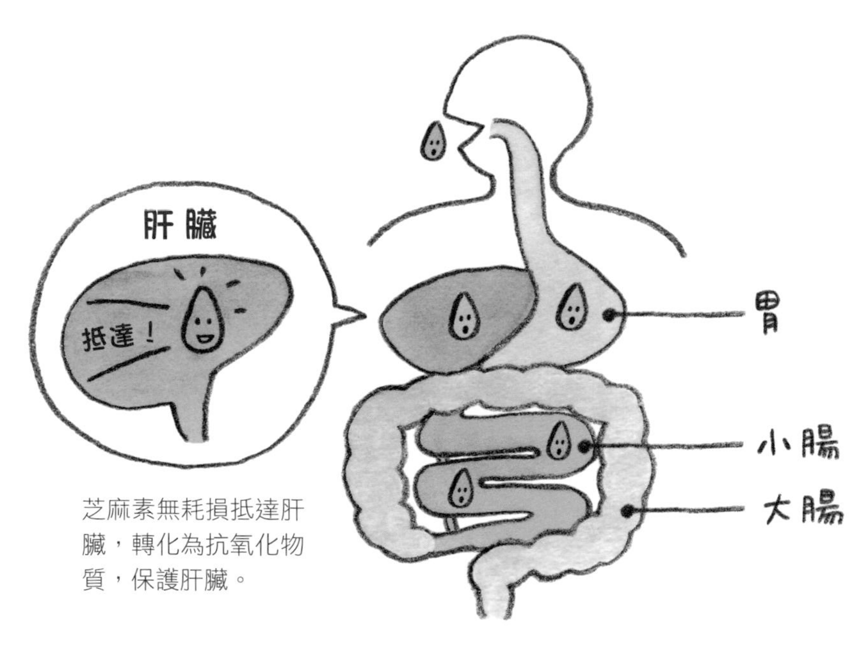

芝麻素無耗損抵達肝臟，轉化為抗氧化物質，保護肝臟。

從腸道環境整頓健康指數的「芝麻奇效」

近年來大家越來越注重腸道健康，尤其「活化腸道」這個字詞變得隨處可見。芝麻對活絡腸道有顯著的功效。除了富含膳食纖維，「**芝麻素能增加腸內益生菌**」的優點，也在最新的研究中被清楚證實。根據研究測試，攝取芝麻素的老鼠，其腸道中的菌群狀態，結果發現益生菌確實增加。

益生菌能發揮使腸道更健康的功效，而這不僅僅是指「排便變順暢」，還有能確實將老廢物質排出身體，臉上亂長痘痘等膚況不穩定的問題也能一併解決。此外，為了擊退從口而入的病原體，腸道聚集眾多免疫細胞，所以益生菌還能預防感染性疾病。

容易忽略的是，**腸道是否處於健康狀態會影響到心理健康**。就好比身體一旦感覺到壓力，肚子就容易痛一樣，腸道與腦部的連結關係稱為「**腸腦軸線**（Brain-gut Interaction）」。因此，**腸道健康，也對身心狀態具有穩定的效果**。如同前段提到的研究中也顯示——攝取芝麻素後增加腸道益生菌的老鼠，其因壓力反應而有異常行動的現象，較未攝取的老鼠來得少。

身處被多方的壓力包圍的現代社會，容易引起腸道的躁動。所以務必留意身體的狀態，攝取芝麻來細心呵護腸內環境健康。若使用本書介紹的**「抗氧化味噌芝麻」，還能另外用味噌來加強腸活能量**。

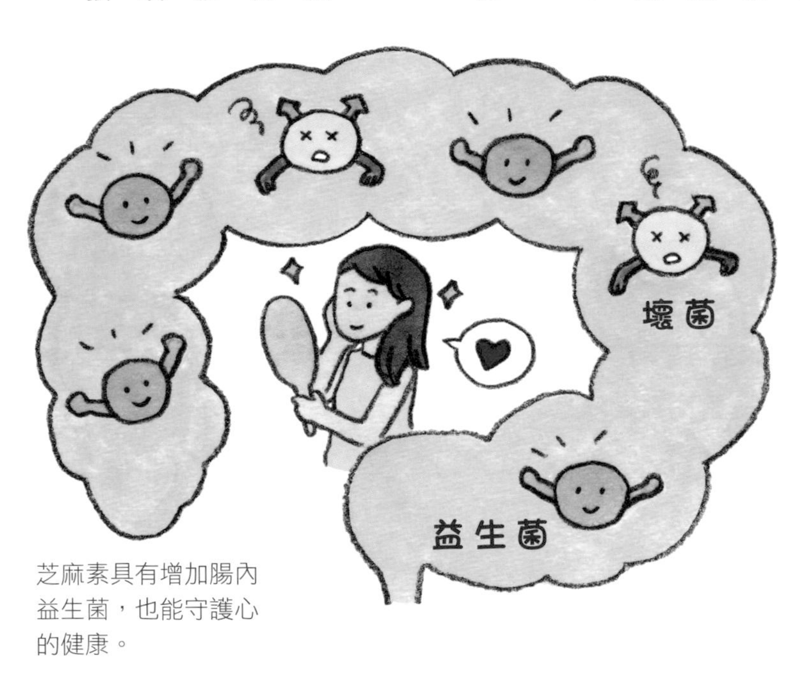

芝麻素具有增加腸內益生菌，也能守護心的健康。

COLUMN

代表性的芝麻加工食品
芝麻醬與芝麻油

芝麻加工食品除了研磨芝麻外，還有「芝麻醬」與「芝麻油」。在此也一併介紹它們的相關用法。

芝麻醬，是將煎焙後的芝麻持續研磨到出油，再進一步煉製成糊狀的食品。不但能大量食用到芝麻的營養，因為糊狀的型態，身體也比較容易消化吸收，因此價格會比較高。若希望能每天補充到芝麻的營養，還是推薦價格親民的研磨芝麻粉，只需要在料理上撒一些就能輕鬆入口，而且價格親民，可說是簡單又方便。

芝麻油種類有分成使用煎焙過的芝麻所榨成的「煎焙芝麻油」，與將生芝麻壓榨精製而成的「太白芝麻油」兩種。煎焙芝麻油呈褐色，香氣十足，太白芝麻油則具澄澈色澤、風味清淡，只是比較難買。或許有些人會誤以為是氧化而造成煎焙芝麻油呈現褐色，不過事實上並非如此，可以放心食用。

由眾多芝麻濃縮壓榨而成的芝麻油，每單位營養含量高，抗氧化物質相當豐沛，加上煎焙芝麻油含有芝麻酚林，經過加熱後會產生更有效的抗氧化力。

推薦給想要好好在日常聰明攝取芝麻的人，可以有效增加體內的抗氧化力。

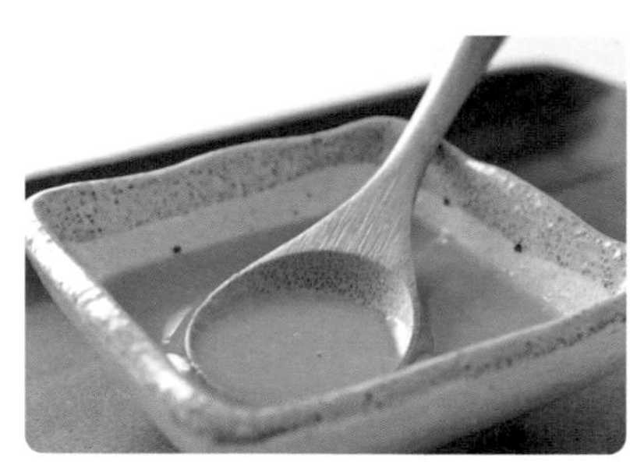

將芝麻細心研磨到糊狀為止的芝麻醬。濃稠滑順的口感，可充分品嘗到芝麻的濃醇風味。

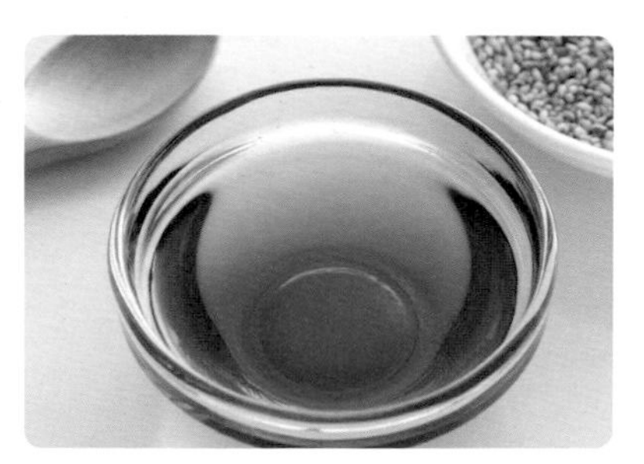

風味濃郁的煎焙芝麻油，用於醬汁、中菜；清淡的太白芝麻油用於沙拉、煎蛋捲等，可搭配不同料理使用。

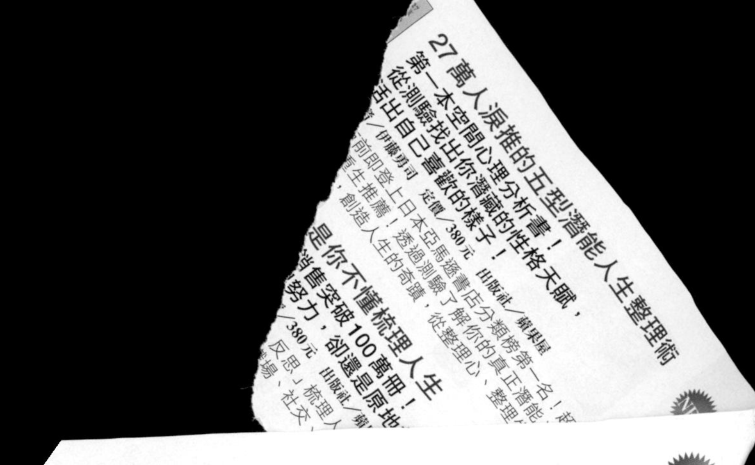
27萬人淚推的五型潛能人生整理術
第一本空間心理分析書！
從測驗找出你潛藏的性格天賦，
活出自己喜歡的樣子！
定價／380元　出版社／蘋果屋
是你不懂梳理人生
銷售突破100萬冊！
努力，卻還是原地
定價／380元　出版社／

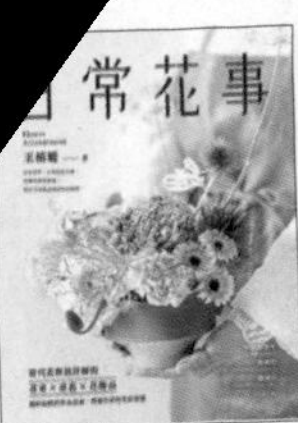

日常花事

NEW

當代花藝設計師的花束、桌花、花飾品，
用好取得的草木花材，豐盈生活的美好姿態

作者／王植媛　定價／599元　出版社／蘋果屋

花在日常，生活即是花器，在不同草木花材的鋪陳組合
把日子妝點成理想的模樣。給初學者的32堂花藝課，
質×線條×色彩×比例，用台灣常見花材，打造不
質感花作。

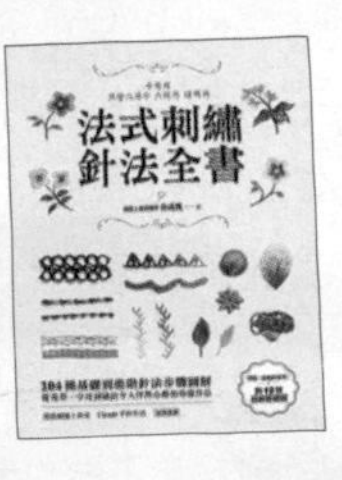

法式刺繡針法全書

204種基礎到進階針法步驟圖解，
從花草、字母到繡出令人怦然心動的

作者／朴成熙　定價／480元　出版社／蘋果屋

★部落格瀏覽數破66萬人次！韓國最大
分五星好評！★第一本收錄超過200種
刺繡書！學會更多技巧，繡出療癒又有

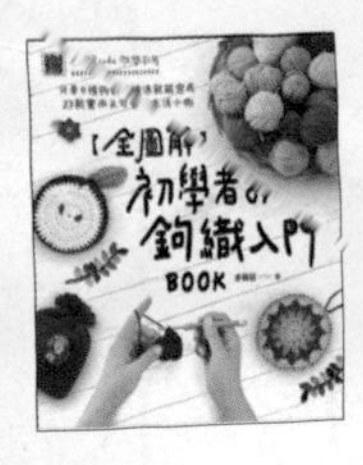

【全圖解】初學者の鉤織入門

只要9種鉤針編織法就能完
23款實用又可愛的生活小物（附QR code教學影

作者／金倫廷　定價／450元　出版社／蘋果屋

韓國各大企業、百貨、手作刊物競相邀約開課與合作，被稱
為「鉤織老師們的老師」、人氣NO.1的露西老師，集結多年
豐富教學經驗，以初學者角度設計的鉤織基礎書，讓你一邊
學習編織技巧，一邊就做出可愛又實用的風格小物！

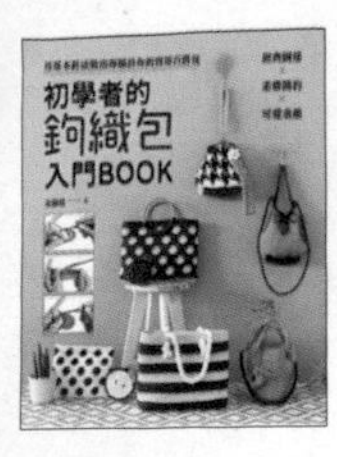

初學者的鉤織包入門BOOK

經典圖樣×素雅簡約×可愛童趣，
用基本針法做出專屬於你的實用百搭包

作者／金倫廷　定價／480元　出版社／蘋果屋

備受韓國鉤織老師們的信賴，人氣最高的露西老師，教你用
一支鉤針與線材，親手打造自己的專屬包，一次給你4大類
風格、24款包，實用又有型，任何場合都能登場！

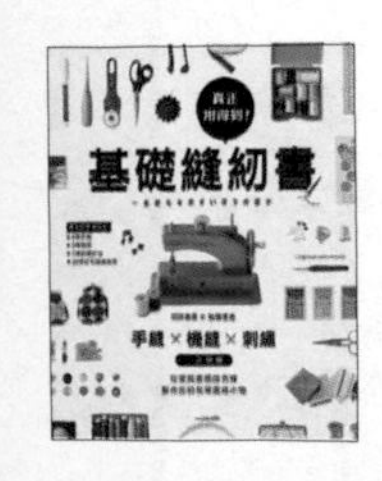

真正用得到！基礎縫紉書

暢銷

手縫×機縫×刺繡一次學會
在家就能修改衣褲、製作托特包等風格小物

作者／羽田美香、加藤優香　定價／380元　出版社／蘋果屋

專為初學者設計，帶你從零開始熟習材料、打好基礎到精通
活用！自己完成各式生活衣物縫補、手作出獨特布料小物。

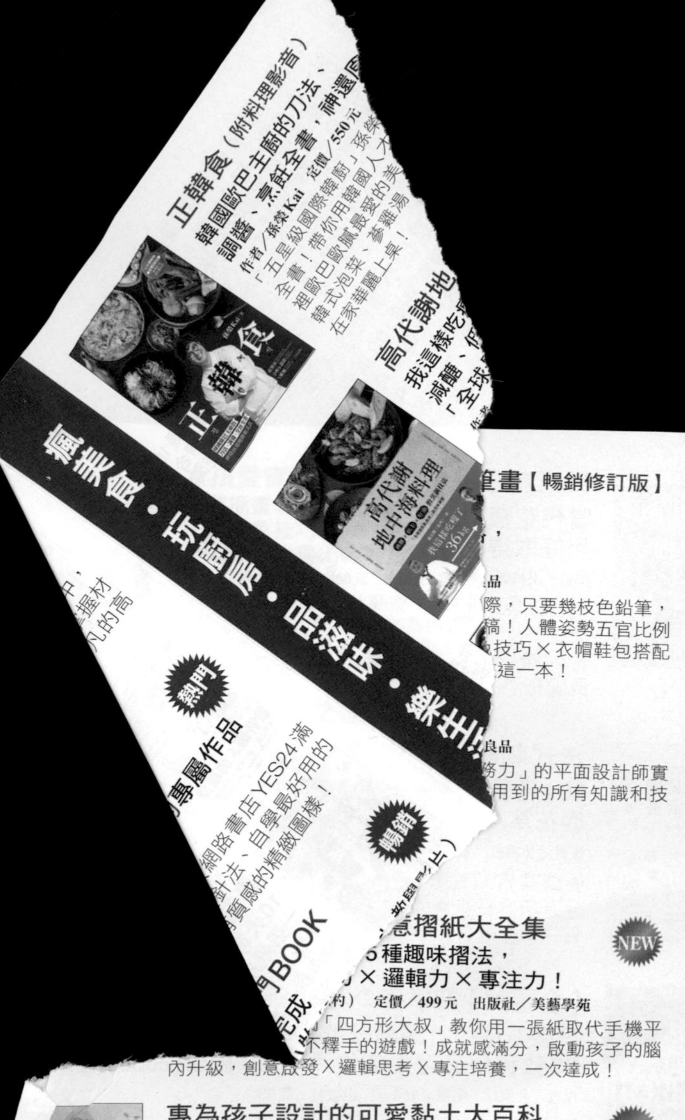

…筆畫【暢銷修訂版】

…品

…際，只要幾枝色鉛筆，
…稿！人體姿勢五官比例
…技巧×衣帽鞋包搭配
…這一本！

…良品

…務力」的平面設計師實
…用到的所有知識和技

…意摺紙大全集

NEW

…5種趣味摺法，
…×邏輯力×專注力！

…約） 定價／499元 出版社／美藝學苑

…「四方形大叔」教你用一張紙取代手機平…不釋手的遊戲！成就感滿分，啟動孩子的腦內升級，創意啟發X邏輯思考X專注培養，一次達成！

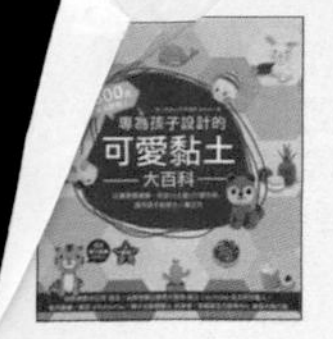

專為孩子設計的可愛黏土大百科

NEW

2800萬家長熱推！從基礎到進階，
收錄12主題157款作品，提升孩子創意力×專注力

作者／金旼貞 定價／649元 出版社／美藝學苑

精選黏土課157款超值作品，讓收服2800萬家長的黏土老師金旼貞，告訴你如何陪孩子提升創意力、協調力，一天30分鐘玩出聰明大腦！

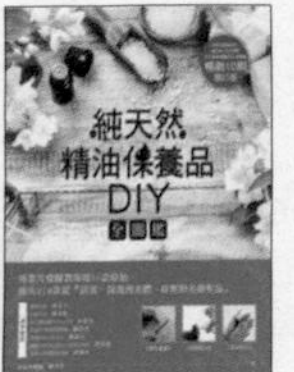

純天然精油保養品DIY全圖鑑

熱門

【暢銷增訂版】

專業芳療師教你用10款精油
做出218款從清潔、保養到美體、紓壓的美膚聖品

作者／陳美菁 定價／320元 出版社／蘋果屋

暢銷10刷增訂版！市面上最齊全的DIY寶典，教你「量身打造」芳療保養品，從頭到腳輕鬆養護，加碼「情緒排毒」篇章更讓你由內而外美化身心！

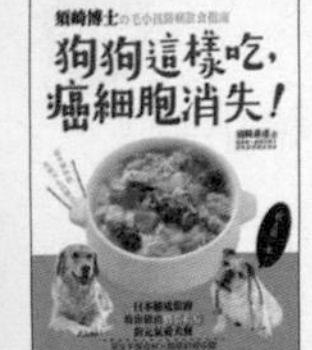

狗狗這樣吃，癌細胞消失！

暢銷

須崎博士的毛小孩防癌飲食指南・
日本權威獸醫教你做出「戰勝癌症」的元氣愛犬餐

作者／須崎恭彥 定價／320元 出版社／瑞麗美人

你知道嗎？狗狗也會得癌症！史上第一本專為毛小孩設計的「防癌飲食」指南，教你利用全年都能買到的平價食材，用超簡單的料理步驟，讓愛犬增進食慾、體力變好，大大提升免疫力&自癒力！

…心理・迷芳療・綠手指・微藝術 創造屬於自己的美好生活

第3章

重啟年輕基因！——用「抗氧化芝麻」，從裡到外改善體質

每天食用抗氧化芝麻，
不只能「抗氧化・抗糖化」，
還能確實地補充到蛋白質、膳食纖維、鋅……
這些生活中容易缺乏的營養素。

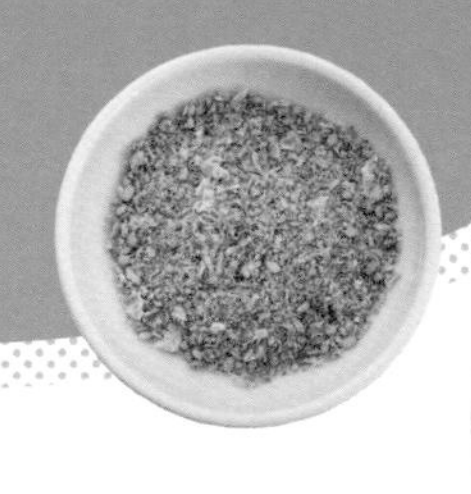

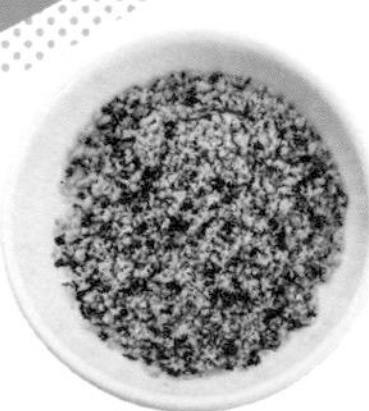

芝麻不只抗氧化，更是各方營養聚集的寶庫！

芝麻所含的營養不只是能用來抗氧化、抗糖化，在一粒小芝麻中還濃縮了眾多營養素。比方說，能製造身體肌肉的「蛋白質」、幫助免疫系統運作的「鋅」、可以改善腸內環境的「膳食纖維」，其他還包含「維他命B」、「銅」、「鐵」……等成分，簡直可說是營養的寶庫。

許多現代人患有「新型營養失調」的症狀，這跟過往因為缺糧而造成的營養失調不同，是明明已經攝取足夠的熱量，卻沒攝取足夠的必要營養素的意思。其原因在於——偏食。例如大家會有節食或限制飲食的目標，或常常用速食取代正餐，還有一旦年紀到了，就容易傾向避開動物性食品等等的飲食習慣。其實，飲食不只是有飽足感就好，更要養成確實攝取身體需要營養素的習慣，從這點意義來看，**營養豐富又方便食用的芝麻，可謂是相當優秀食材**。

飽含在每一粒芝麻的豐富營養！

芝麻所含的主要營養成分

脂質

占整體成分約 50％。含有人體必需卻無法自行合成的脂肪酸——亞油酸，也被稱為能控制膽固醇的油酸，和其他植物油相比毫不遜色。

膳食纖維

每 100 克的芝麻含有 12.6g 的膳食纖維，大約是萵苣的 12 倍！幫助整頓腸內環境，活化大腦的運作機能。

礦物質

芝麻富含鋅、鐵、銅、磷、鎂、鈣等礦物。尤其是鋅的成分能活化免疫機能，保持肌膚或毛髮健康。此外，鐵含量還可媲美雞翅。

維他命

芝麻含有維他命 B_1、B_2、B_6、菸鹼酸、維他命 E、葉酸等，豐沛的維他命成分能提升代謝、抗氧化。

蛋白質

占整體成分約 20％。雖然大豆有比芝麻含量多的離胺酸，但芝麻含有更多的含硫胺基酸，所以選擇本書的「味噌芝麻」或「黃豆粉芝麻」，營養絕佳！

其它

每 100g 熱量約 599kcal。

從芝麻中獲取建構身體的蛋白質基礎

隨著年齡增長，身體的骨骼逐漸衰退、肌肉萎縮減少、肌膚變得乾燥粗糙，還會越掉越多頭髮。若想要預防這些狀況，**每天攝取適量蛋白質是必要的**。因為三大營養素之一的蛋白質，是製造人體肌肉、骨骼、皮膚、毛髮、指甲等等的重要材料。

另外，蛋白質也是協助免疫抗體發揮作用的重要角色，保護身體遠離病菌和細菌侵害。以預防疾病的目的來看，也建議積極攝取蛋白質。

雖然可以從許多食物中補充蛋白質，但其中我最推薦芝麻。其實每100克芝麻有20克的蛋白質，其含量比豆腐多三倍。推薦使用本書中的「抗氧化杏仁粉芝麻」，可料理出「芝麻優格穀片」（詳見第85頁）。從早開始補充優良蛋白質，開啟活化大腦的一天。

事實上，現代日本人的蛋白質攝取量，**已降低到和二戰後的相同程度了**。

原因之一，是因為越來越多人逐漸在味覺上偏好重調味料理、垃圾食物，以及低價好取得的碳水化合物。

除此之外，我很訝異大家不知道年紀越大，會越容易缺乏蛋白質這件事。大概在65歲後營養素的吸收力開始下降，即使攝取與年輕時等量的營養，也很難完全被身體吸收。因此需要增加攝取量，才能維持健康的骨骼和肌肉。

或許對年紀大一點的人來說，要大量吃肉或魚會成為消化上的負擔，這時候就選擇芝麻吧，不論是攝取方式和對身體造成的壓力都比較輕鬆。

年紀越大越需要蛋白質！

一天之中，不同年齡別的蛋白質攝取需求量（%）

※（）內為每1日的建議食用量（g）

高齡者因運動、認知機能或營養素吸收能力下降，日本厚生勞動省在2020年版的攝取基準上，提高了65歲以上的蛋白質攝取基準標值。

2020年版

年紀	男性	女性
18～29	13~20 (65)	13~20 (50)
30～49	13~20 (65)	13~20 (50)
50～64	14~20 (65)	14~20 (50)
65～74	15~20 (60)	15~20 (50)
75 以上	15~20 (60)	15~20 (50)

2015年版

年紀	男性	女性
18～29	13~20 (60)	13~20 (50)
30～49	13~20 (60)	13~20 (50)
50～69	13~20 (60)	13~20 (50)
70 以上	13~20 (60)	13~20 (50)

（出自日本厚生勞動省「飲食攝取基準2020年版」方針要點）

以芝麻為「鋅」加值！輕鬆開啟免疫防護罩

鋅被稱為是「微量礦物質」，雖然一天的必需攝取量相當微小，對身體機能卻是重要角色。每100克芝麻含有5.9克鋅，這樣的含量甚至是肉類中鋅含量偏高的牛肩里肌（瘦肉）的1.3倍。鋅的主要功用有以下兩點——

①活化免疫機能

守護身體免於細菌或病毒侵擾的免疫機能，會在鋅的輔助之下變得活化。請留意鋅不足會造成免疫機能無法充分運作，容易感冒和其他傳染性疾病。

②維持肌膚和頭髮健康

鋅的功能之一還有促進皮膚細胞的代謝、頭髮中的角蛋白合成。若是肌膚粗糙乾澀、濕疹等皮膚炎，或是毛髮稀疏、有脫髮症狀的人，都有可能是鋅缺乏。

到目前為止，普遍認為只要透過日常飲食即可攝取足夠人體所需的鋅，但近來有研究指出不論性別，**男女體內皆缺乏鋅**。這是因為現代種植作物時多使用化學肥料，造成土壤質變，當土壤中的鋅不足，生長出的作物也會缺乏鋅，因此**無法再從飲食中補充到足量的鋅**。

當然，若還有偏食、節食的習慣就會更嚴重。另外，飲酒過量的人，也會需要更多的鋅來分解酒精。所以，每天吃一點抗氧化芝麻，積極幫身體裡的「鋅」加值吧！

一天建議的鋅攝取量

成年男性 **10mg**

成年女性 **8mg**

（孕婦+2mg、哺乳中+3mg）

芝麻含鋅量

每100 g **5.9mg**

（約牛肩里肌的1.3倍！）

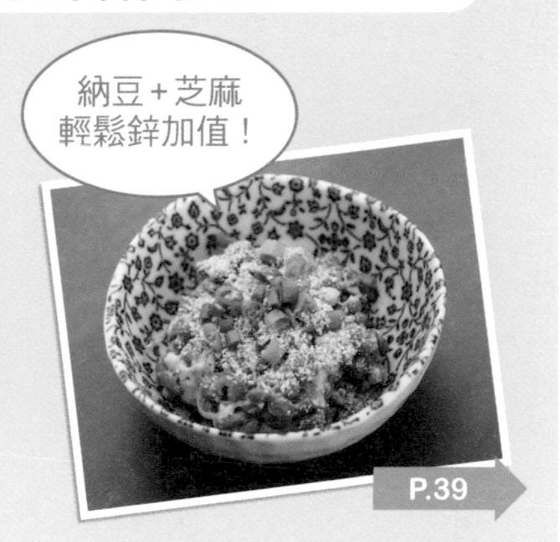

P.39

芝麻裡的好油脂，是去除壞膽固醇的血管清道夫

健康檢查時中性脂肪數值或血壓偏高的人，芝麻是各位值得信賴的夥伴，因為芝麻中有維持血管健康的營養成分。

首先，是一粒芝麻中占將近一半的油脂。不少人聽到「油」就心中警鈴大作，但芝麻的油稱為不飽和脂肪酸，能降低動脈硬化引起的LDL膽固醇（所謂的壞菌膽固醇）或中性脂肪，屬於「好油」的一種。根據研究的數據結果顯示，持續食用2個月芝麻，LDL膽固醇約降低10％，中性脂肪約減少8％。

芝麻中所含的鎂，具有降血壓作用，而芝麻木酚素或生育醇（維他命E）除了穩固血壓外，還能保護血管，對維持血管彈性有卓越功效。另外，每天持續攝取2.5克（約3分之1到2分之1大匙）研磨黑芝麻的研究受試者群，平均一個月後收縮壓（高血壓）約降低6％。

用芝麻的豐富鈣質守護骨骼健康

為了防止將來「臥病不起」，有一雙能持續站立、行走的腿是必要的條件。芝麻中，含有**保護・強化骨頭與關節作用的豐富礦物質**。

芝麻含有哪些礦物質呢？首先，是作為骨骼主要的成分──鈣。骨骼量或骨骼密度，取決於骨骼中鈣的濃度。第二，能幫助鈣質停留在體內且正確被吸收的──鎂。攝取足量的鎂，骨骼才得以維持強壯。最後，芝麻還有幫助形成並強化軟骨的錳，以及協助代謝骨骼、酵素作用的鋅。另外，若維他命D含量低，鈣就無法形成骨骼，所以也建議搭配含維他命D的鮭魚、沙丁魚一同食用。也可以選擇本書推薦的**「抗氧化櫻花蝦芝麻」，從芝麻與櫻花蝦中攝取到雙重鈣質及維他命D**。

芝麻的鈣質約為牛奶的10倍！

MILK

困擾的貧血問題，就用芝麻的「造血功效」解決！

貧血，是女性常見的毛病，尤其是**缺鐵性貧血**，大概有4成女性都是高風險群。因為**貧血容易引起焦躁與倦怠感，所以我十分推薦運用礦物質豐富，又有益造血的芝麻來減少這些症狀**。

說到能造血的礦物質，應該會想到鐵。鐵能幫忙製造血液細胞的紅血球，而銅則為協助這個製造過程的礦物質。換句話說，紅血球中的血紅素由鐵與蛋白質構成，銅則是必要的合成分子，這兩者都是不可或缺的「補血礦物質」。

芝麻中，含有充沛的鐵和銅。每30克芝麻中，即含有一天所需鐵量的四分之一，與足夠的銅所需量。

如果要再提升改善貧血的功效，祕訣在於和芝麻一起攝取「造血維他命」。包含維他命B_{12}含量多的、葉酸豐富的食品，都是能增加鐵吸收率的優良營養素。

來自逆齡維他命的功效，從頭髮到肌膚都閃耀光澤

對想維持年輕苗條的體態、擁有光澤肌膚的人而言，不可或缺的營養素是維他命B群。芝麻含有維他命B群中，硫胺（維他命B_1）、菸鹼酸（維他命B_3）、維他命B_6、生物素等成分。

關於硫胺，除了能燃燒糖質將其轉化為熱量，還是**保護皮膚黏膜**的維他命。

再來是菸鹼酸，能將糖質、脂質、蛋白質轉換為熱量外，也能**促進皮膚黏膜代謝**。一旦身體缺乏菸鹼酸，會引起消化不良及膚況問題，也會大幅提高罹患失智症的風險，所以要多加留意。

最後，維他命B_6能幫助蛋白質代謝、製造肌肉，是維持強壯身體不可或缺的礦物質。而生物素則是**健康肌膚必需的營養素**，幫助建構健康的頭皮和毛髮。

抑制血糖急速上升，從腸道改善的全面功效

人體進食後血糖上升的速度，會隨著食物有所不同。如果吃的是蛋白質、膳食纖維等需要花時間消化的食物，因為可以被腸胃穩定吸收，血糖上升的速度也會比較平緩。而芝麻中，就含有豐富的蛋白質和膳食纖維。

為什麼血糖值急速上升不好？理由之一是會造成肥胖。攝取食物後血糖上升，會分泌讓血糖下降的胰島素，而胰島素具有將血糖轉為脂肪儲存在體內的作用。若一口氣吃進碳水化合物、餅乾糖果，導致血糖急速上升、胰島素過度分泌，糖就很容易轉化為脂肪。

如果胰島素的分泌機能或胰臟本身功能下降的人，很容易在進食後發生高血糖的現象。如果持續這個狀態，全身的血管就會受損，最後引起各式各樣疾病。想要好好控制血糖值，改變用餐順序是很好的方法，先從蔬菜開始吃，並避免吃太快，當然，我也建議在飲食中加一點芝麻。

第4章

滿足身心的飲食！

「抗氧化芝麻」的美味料理

這裡介紹的「研磨芝麻」、「抗氧化芝麻」料理，
每一道都是伊藤醫師為了提升抗氧化・抗糖化功能，
構思研發出的抗氧化 2.0 食譜。

圖標說明

使用研磨芝麻的食譜

使用抗氧化柴魚芝麻的食譜

使用抗氧化味噌芝麻的食譜

使用抗氧化杏仁粉芝麻的食譜

使用抗氧化黃豆粉芝麻的食譜

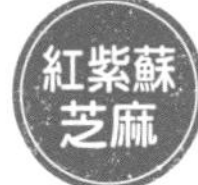

使用抗氧化紅紫蘇芝麻的食譜

使用抗氧化櫻花蝦芝麻的食譜

◎計量單位為 1 大匙 =15ml、1 小匙 =5ml、1 杯 =200ml。
◎油豆腐請用水燙過去油。
◎各食譜的火候大小、加熱時間、膳食纖維量、熱量等僅供參考，請依實際情況斟酌。

主食

搭配研磨芝麻或抗氧化芝麻，
平凡的飯麵也能
變身健康又營養滿分的
抗氧化料理！

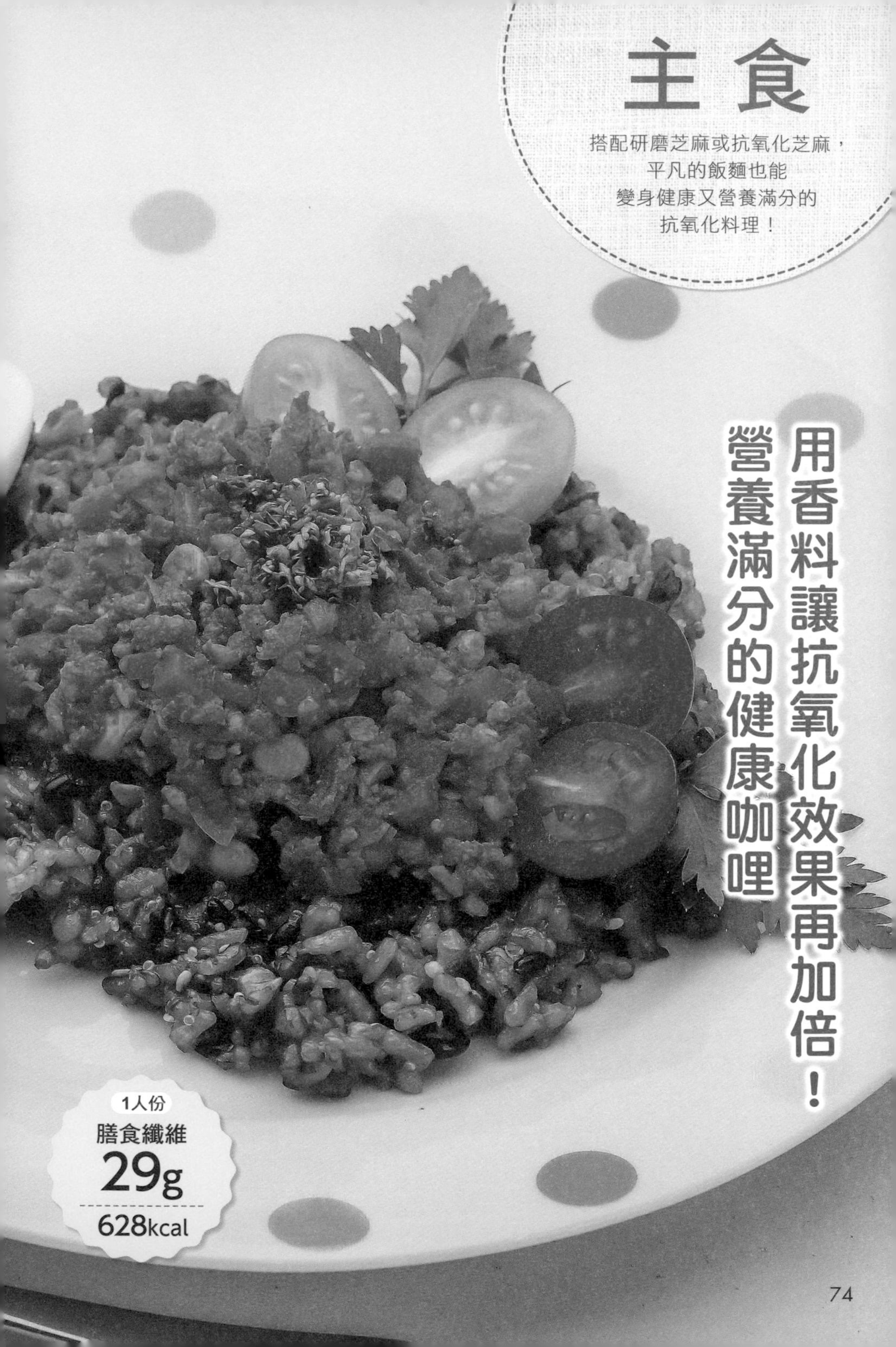

用香料讓抗氧化效果再加倍！營養滿分的健康咖哩

1人份
膳食纖維
29g
628kcal

改善便秘・大豆絞肉咖哩 杏仁粉芝麻

材料（4人份）

白米 …… 180ml
雜糧 …… 180ml
洋蔥 …… 1顆
紅蘿蔔 …… 1條
青椒 …… 4個
橄欖油 …… 適量
薑（磨成泥）…… 1片
雞絞肉（雞柳）…… 200g
蒸大豆 …… 100g
大蒜（磨成泥）…… 1片
咖哩粉 …… 1.5～2大匙
抗氧化杏仁粉芝麻 …… 4大匙
番茄泥 …… 20g
蔬菜高湯塊 …… 2個
水 …… 500ml
裝飾巴西里 …… 適量
雞蛋 …… 2顆
鹽、胡椒 …… 適量
小番茄（紅、黃色皆可）
…… 適量

POINT

雜糧種類很多，藜麥、小米、糙米、燕麥等，選擇自己喜歡的即可，但需注意依照挑選種類調整水量。

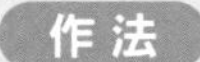

作法

1. 將洗過的白米與雜糧放入電子鍋，加入等量的水（份量外）炊煮。
2. 洋蔥、紅蘿蔔、青椒切小塊。
3. 將橄欖油倒入平底鍋以小火加熱，加進紅蘿蔔與薑翻炒。炒出香氣後轉中火，加入洋蔥炒軟，再加入絞肉、青椒、大豆、大蒜。稍微拌炒後，加進咖哩粉與**抗氧化杏仁粉芝麻**翻炒。
4. 加入番茄泥與蔬菜高湯塊，倒入備好的水，以小～中火煮20分鐘。
5. 另起一鍋滾水（份量外）放入雞蛋煮8～9分鐘後，放入冷水冷卻。
6. 將4拌勻，加入鹽、胡椒調味，煮到湯汁收乾。
7. 餐具盛上雜糧飯，澆上6的成品，擺上5的溫泉蛋與切半的小番茄，最後放上巴西里。

POINT

大豆異黃酮與蔬菜維他命讓營養值滿分！

大豆異黃酮對有助於改善女性排便不順的困擾。另外還有滿滿的蔬菜，是一道非常推薦給小朋友吃的營養咖哩。

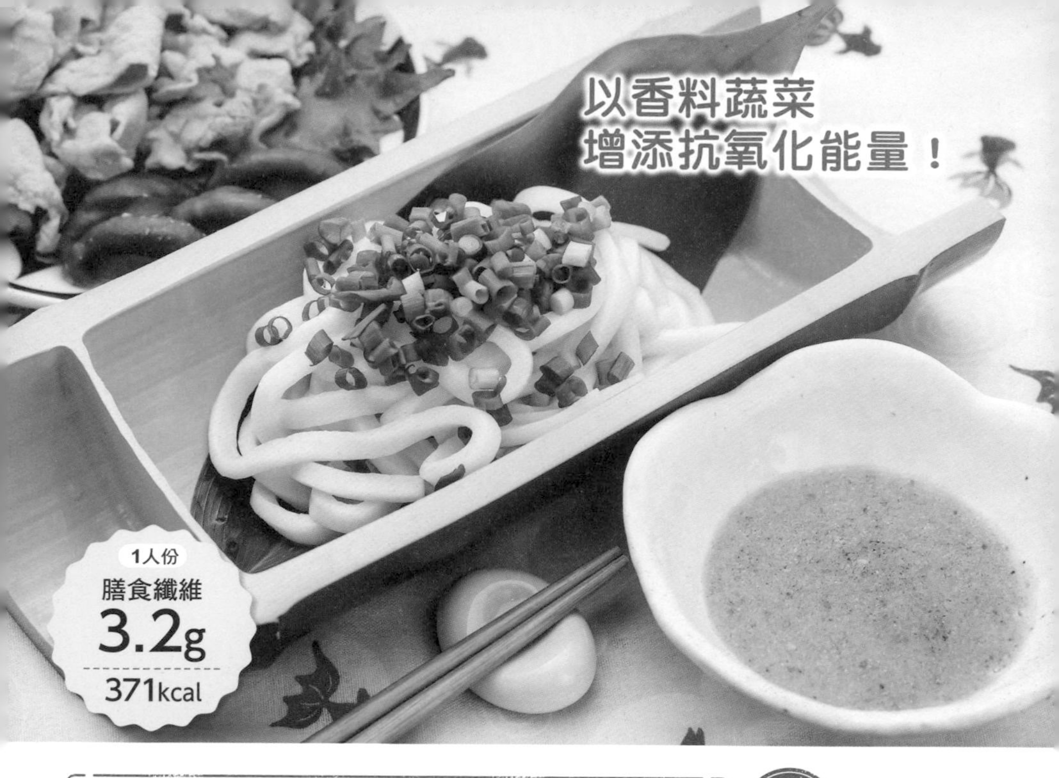
以香料蔬菜
增添抗氧化能量！
1人份
膳食纖維
3.2g
371kcal

高度抗氧・紫蘇烏龍沾麵

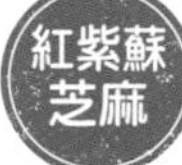

材料（2人份）

抗氧化紅紫蘇芝麻 …… 3大匙
烏龍麵（建議用低醣的）…… 200g
豬里肌肉片 …… 200g
油豆腐皮 …… 2片
香菇 …… 4朵
沾麵醬（稀釋過的）……180ml（煮豆皮用）
沾麵醬（稀釋過的）…… 300ml（沾麵用）
青蔥（切成蔥花）…… 適量
青紫蘇 …… 適量

POINT

紫蘇芝麻醬汁＋青紫蘇，抗氧化功效加倍！

加入滿滿青蔥、青紫蘇等辛香料，可以大幅提升抗氧化作用。另外，挑選豬里肌肉時以脂肪偏少的部位為佳。

作法

1 按照包裝標示煮熟烏龍麵，撈起後瀝乾。
2 將豬里肌肉片與油豆腐皮切成容易食用的大小。香菇切除蒂頭後對半切。
3 將豬里肌肉片、油豆腐皮、香菇，用稀釋過的麵沾醬（180ml）中火煮1分鐘，再以小火煮10分鐘左右。
4 將**抗氧化紅紫蘇芝麻**加入麵沾醬中混合成沾醬備用。餐具盛裝烏龍麵，撒上青蔥蔥花。取另一器皿鋪上青紫蘇，將3的豬肉、油豆腐皮、香菇一同擺上享用。

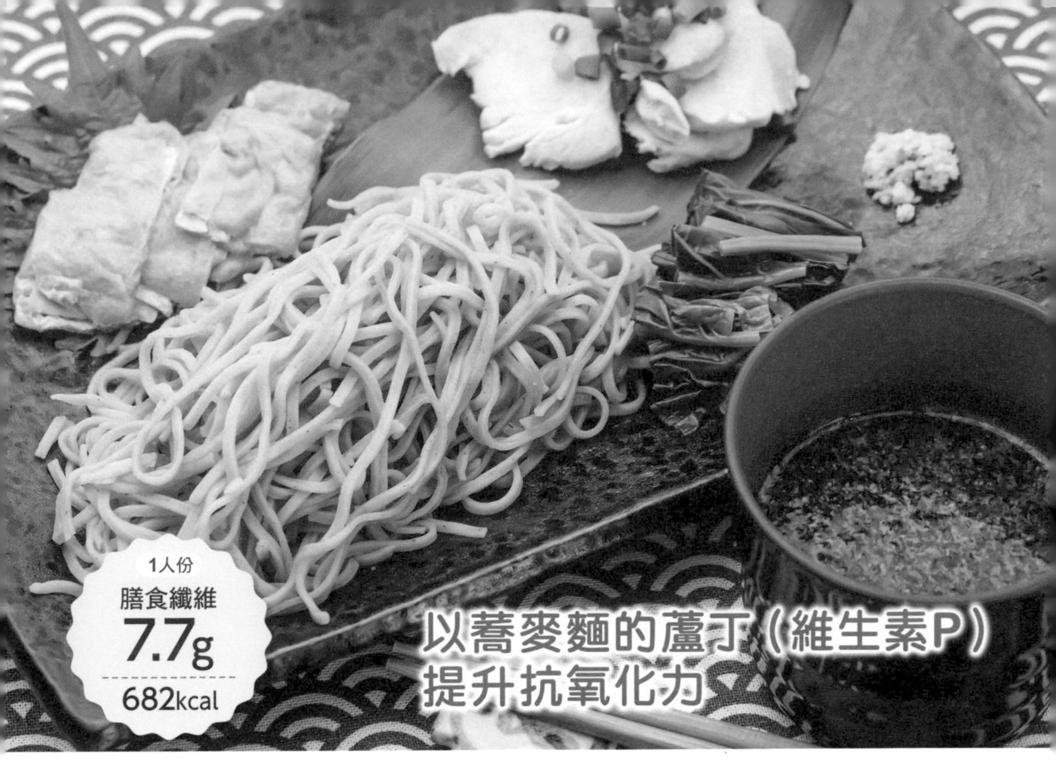
1人份
膳食纖維
7.7g
682kcal
以蕎麥麵的蘆丁（維生素P）
提升抗氧化力

暢通血液·味噌蕎麥麵

材料（2人份）

蕎麥麵 …… 200g
雞胸肉 …… 160g
油豆腐皮 …… 2片
菠菜 …… 2棵
青紫蘇 …… 適量
青蔥 …… 適量
山葵 …… 適量
沾麵醬（稀釋過的）
…200ml（煮豆皮用）
高麗菜或萵苣 …… 適量
橄欖油 …… 1大匙
水 …… 100ml
《味噌芝麻沾醬》
抗氧化味噌芝麻 …… 2大匙
芝麻油 …… 1小匙
沾麵醬（稀釋過的）
…… 300ml（沾麵用）

POINT

購買蕎麥麵時，
選擇蕎麥含量高的為佳。

蕎麥所含的黃酮類化合物具有高抗氧化力，選擇蕎麥含量高者，才能充分攝取到強化血管的蘆丁。

作法

1 依包裝標示煮熟蕎麥麵，撈起瀝乾。雞胸肉斜切薄片備用，並將葉菜洗淨。
2 將油豆腐皮切成容易食用的大小，以稀釋過的沾麵醬（200ml）中火煮 1 分鐘，再以小火煮 12 ～ 15 分鐘左右。菠菜燙熟瀝乾，切成 5 公分長段。
3 將高麗菜或萵苣鋪在平底鍋，再擺放雞胸肉，來回淋上橄欖油與水，蓋上鍋蓋，以弱中火蒸 10 分鐘（油蒸）。
4 將青紫蘇擺進餐盤，盛入蕎麥麵、雞肉、油豆腐皮、蔬菜，撒上青蔥，佐以山葵。混合《味噌芝麻沾醬》的材料，沾食享用。

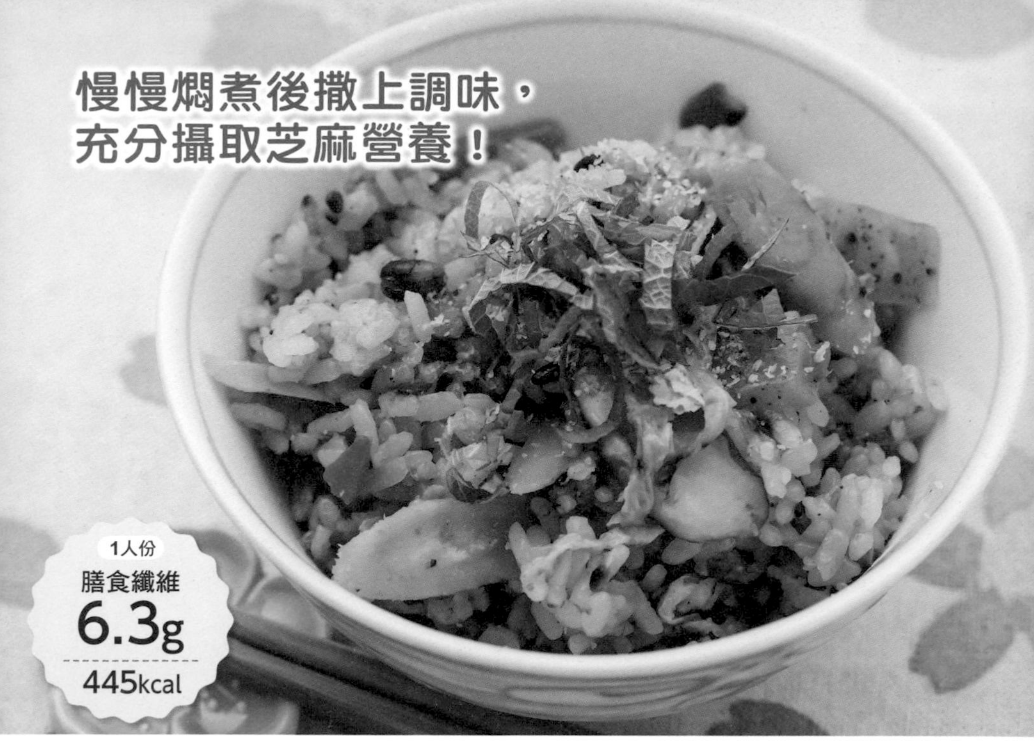
慢慢燜煮後撒上調味，
充分攝取芝麻營養！
1人份
膳食纖維
6.3g
445kcal

活絡腸道・什錦炊飯

柴魚芝麻　研磨芝麻

材料（4人份）

抗氧化柴魚芝麻 …… 4大匙
研磨芝麻 …… 1大匙
雞腿肉 …… 100g
牛蒡（去皮） …… 1/2根
紅蘿蔔 …… 1/2條
蒟蒻 …… 1/2片
油豆腐皮 …… 1片
白米 …… 約250ml
雜糧 …… 125ml
醬油 …… 3大匙
味醂 …… 2大匙
料理酒 …… 2大匙
高湯 …… 100ml
水 …… 適量
青紫蘇 …… 3片

POINT

**攝取豐富膳食纖維，
促進腸內環境活化。**

雞腿肉的脂質較雞柳多，建議最好能去除肥油和雞皮。芝麻或牛蒡的膳食纖維對「活化腸道」也具有功效。

作法

1. 將雞腿肉、牛蒡、紅蘿蔔、蒟蒻、油豆腐皮切成容易食用的大小。
2. 白米與雜糧洗淨後放入電子鍋，並放入1的材料，加入醬油、味醂、料理酒、高湯。
3. 加入與白米雜糧等量的水至電子鍋，並加入**抗氧化柴魚芝麻**，混合後炊煮。
4. 飯煮好後，撒上切成細絲的青紫蘇與**研磨芝麻**。

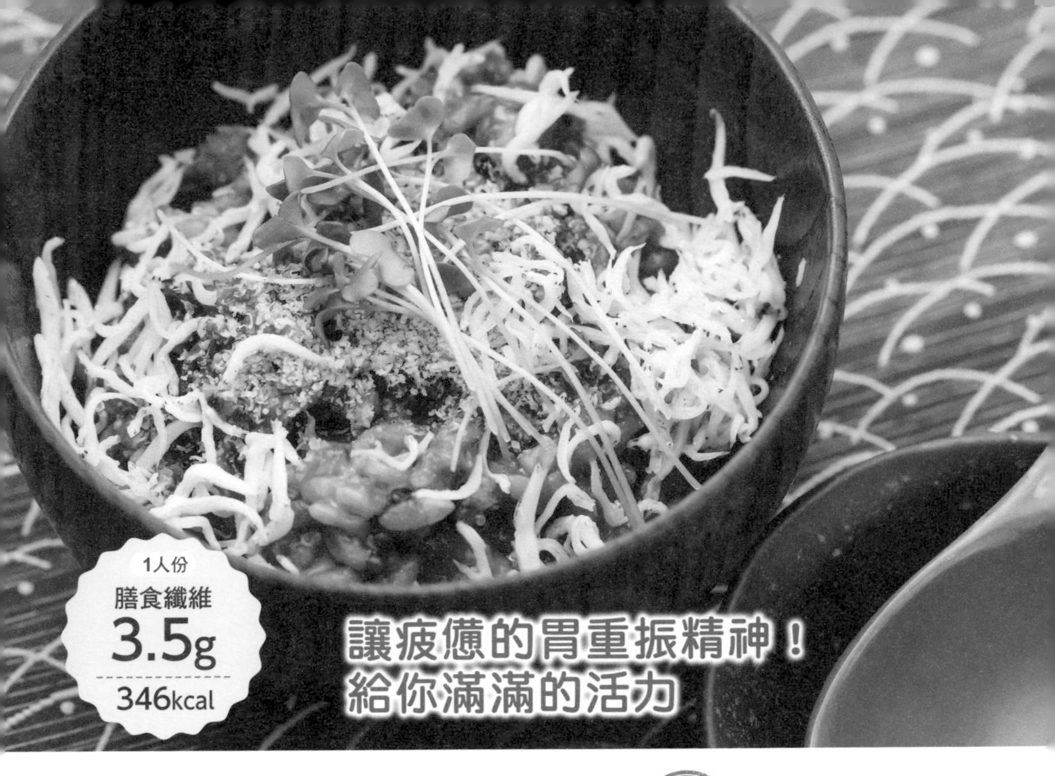
1人份
膳食纖維
3.5g
346kcal
讓疲憊的胃重振精神！
給你滿滿的活力

多元營養・五穀雜炊

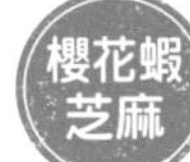

材料（4人份）

抗氧化櫻花蝦芝麻 …… 4大匙
白米 …… 180ml
雜糧 …… 180ml
水 …… 適量
高湯 …… 300ml
醬油 …… 2大匙
味醂 …… 1大匙
魩仔魚 …… 50g
青花椰菜芽 …… 適量

作法

1 將洗過的白米與雜糧放入電子鍋，加入等量的水後炊煮。
2 將煮好的雜糧飯盛入小鍋子，加入高湯、醬油、味醂以及 2 大匙**抗氧化櫻花蝦芝麻**，混合後以中小火邊攪拌，邊煮到偏軟。
3 盛盤後撒燙過的魩仔魚、2 大匙**抗氧化櫻花蝦芝麻**，最後撒上青花椰菜芽點綴。

POINT

維他命與礦物質豐富！適合食慾不振時食用。

這是一道沒有食慾時也能輕易入口的料理，魩仔魚含有大量的鈣、維他命 D，能強健牙齒和骨骼。

豐富纖維·手捲壽司

研磨芝麻

材料（4人份）

研磨芝麻 …… 4大匙
白飯 …… 360ml
壽司醋 …… 4大匙
個人喜好的蔬菜（紅蘿蔔、牛蒡、蓮藕等）…… 適量
高湯 …… 適量
雞蛋 …… 3顆
料理酒 …… 1小匙
蔗糖 …… 1小匙
鹽 …… 少許
沙拉油 …… 適量
青紫蘇（部分切絲）…… 適量
個人喜好的生魚片（鮪魚、蝦、章魚、鮭魚等）…… 適量
山葵 …… 適量
烤海苔 …… 適量

作法

1 將白飯加入壽司醋與**研磨芝麻**，拌勻後放涼備用。
2 將個人喜好的蔬菜切成容易食用的大小，加入高湯煮熟。
3（製作什錦蛋絲）將雞蛋打在大碗裡，加入料理酒、蔗糖、鹽後充分攪拌。平底鍋倒入沙拉油，以小火預熱後，注入薄薄蛋液佈滿鍋底，待蛋液的表面煎乾後，翻面，兩面煎熟後即可離火，放涼，切成長條細絲。
4 在餐盤鋪青紫蘇，個人喜好的生魚片與2的蔬菜，再盛以什錦蛋絲佐山葵。並在另一食器中盛上1的壽司飯，撒上青紫蘇細絲，附上烤海苔。將壽司飯與喜好的食材放上烤海苔，捲起來享用。

POINT

將高湯煮過的蔬菜包入壽司，攝取滿滿的纖維！

蔬菜先以高湯煮過後，包入壽司一起攝取，營養更均衡。也很推薦包入酪梨。

1人份
膳食纖維
6.8g
524kcal

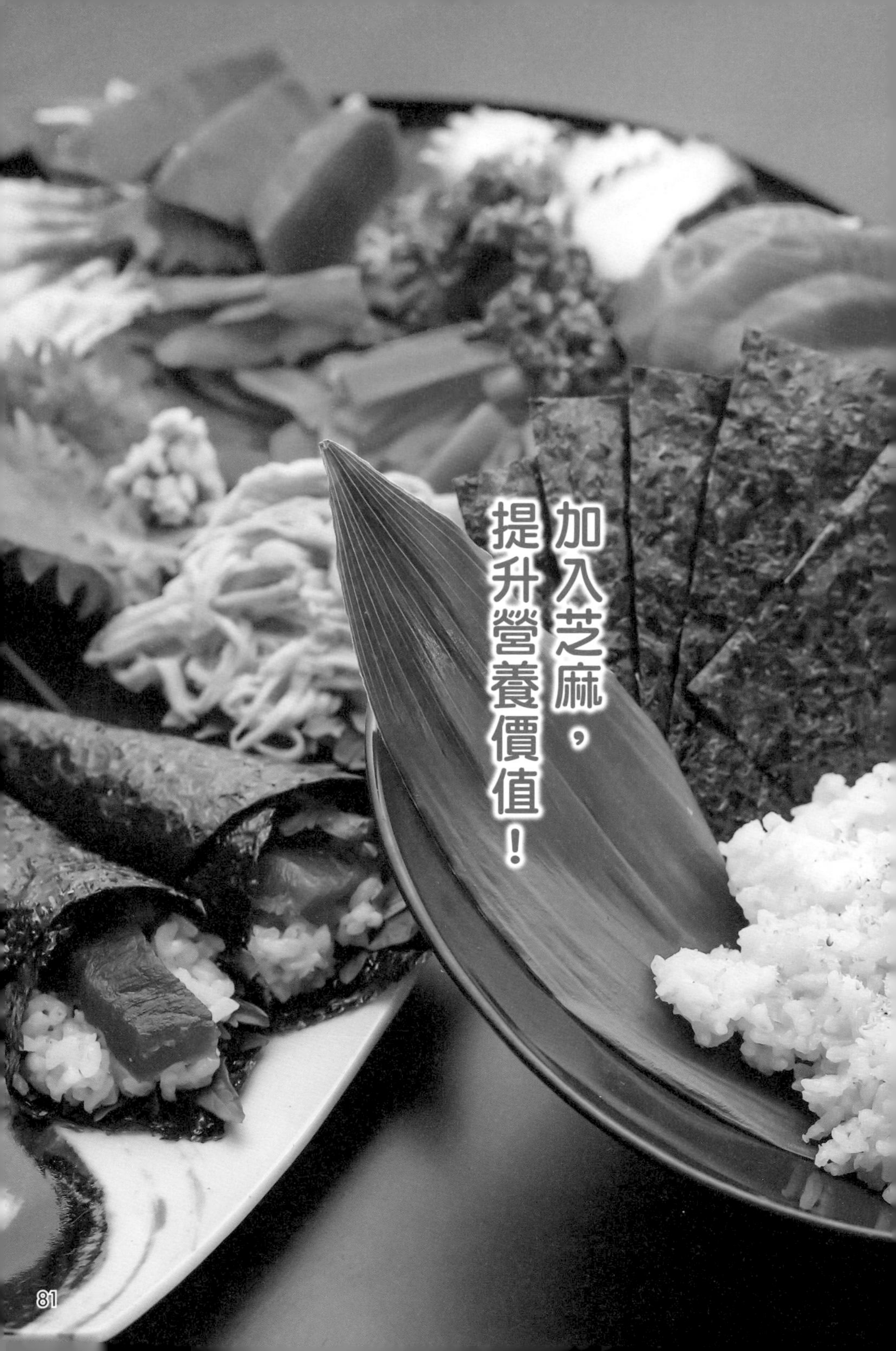

加入芝麻，
提升營養價值！

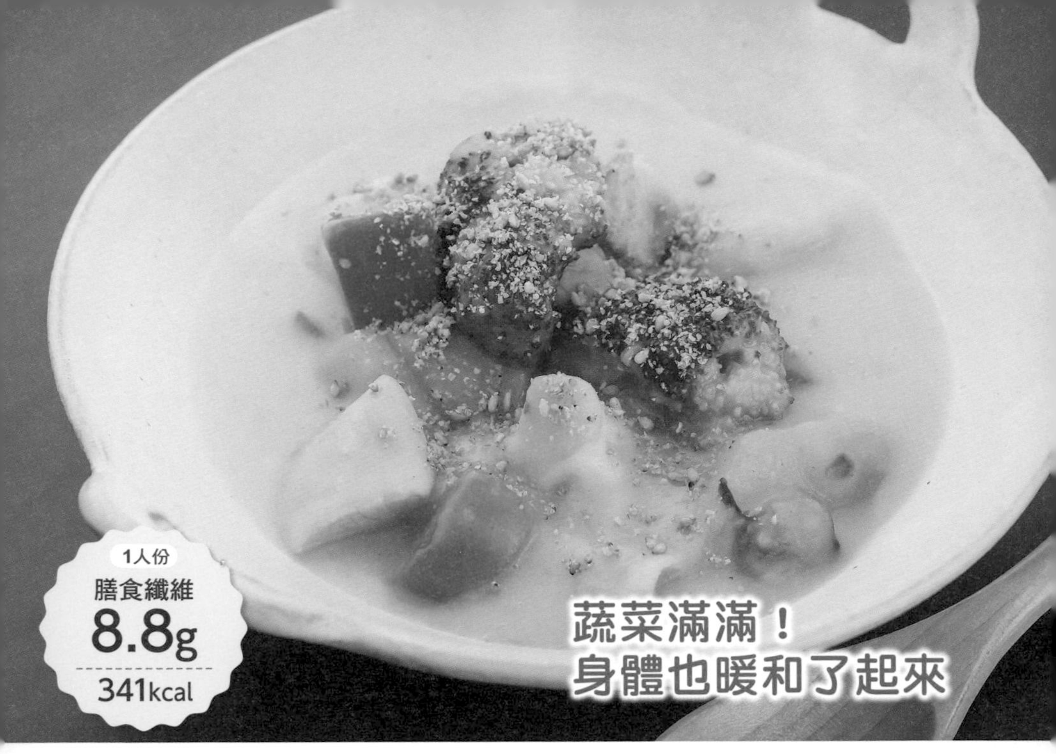
1人份
膳食纖維
8.8g
341kcal
蔬菜滿滿！
身體也暖和了起來

體內排毒・芝麻杏仁奶燉菜

杏仁粉
芝麻

研磨
芝麻

材料（4人份）

抗氧化杏仁粉芝麻 …… 4大匙
研磨芝麻 …… 適量
雞胸肉 …… 120g
洋蔥 …… 1顆
白花椰菜 …… 1/2顆
綠花椰菜 …… 1/2顆
紅蘿蔔 …… 1條
馬鈴薯 …… 2顆
橄欖油 …… 2大匙
全麥麵粉 …… 2～3大匙
牛奶 …… 約1杯
杏仁奶 …… 600ml
水 …… 適量
蔬菜高湯塊 …… 1塊
鹽、胡椒 …… 適量

POINT

營養滿分，
同時具有排毒效果！

白花椰菜、綠花椰菜等含有硫化合物的蔬菜，除了能去除體內活性氧，還能促進排出體內中的有害重金屬。

作法

1 將半顆洋蔥切小丁，半顆切成一口大小。雞胸肉和其他洗淨的蔬菜都切成一口大小。
2 鍋中倒入 1 大匙橄欖油，以中火加熱，炒熱洋蔥丁。
3 將麵粉分次加進 2 的鍋中，炒到稍微帶點黏性後，慢慢倒入牛奶。
4 將杏仁奶與水加入 3 中，並放入蔬菜高湯塊。
5 取另一個平底鍋，倒入 1 大匙橄欖油，以中火加熱，炒雞胸肉與蔬菜。
6 將 5 加進 4 中，加入**抗氧化杏仁芝麻**混合，煮約 15 分鐘。以鹽、胡椒調味，撒上**研磨芝麻**。

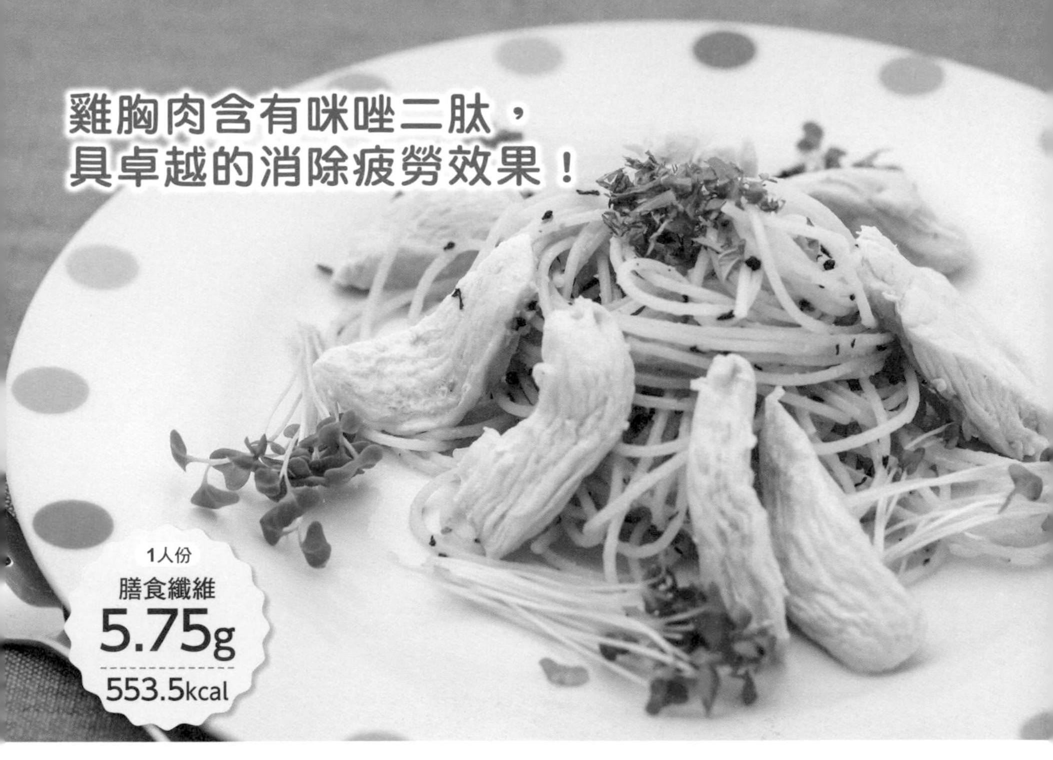
雞胸肉含有咪唑二肽，
具卓越的消除疲勞效果！
1人份
膳食纖維
5.75g
553.5kcal

消除疲勞・雞胸紫蘇義大利麵

材料（2人份）

抗氧化紅紫蘇芝麻
…… **4大匙**
雞胸肉 …… 200g
青紫蘇 …… 4片
鹽 …… 適量
義大利麵（建議用低醣的）…… 160g
青花椰菜芽 …… 1/2包
高麗菜或萵苣 …… 適量
橄欖油 …… 1大匙
水 …… 100ml
胡椒 …… 少許

作法

1. 雞胸肉斜切成略大於一口大小的薄片。青紫蘇切成粗末。
2. 將高麗菜或萵苣菜鋪在平底鍋，再擺放雞胸肉，來回淋上橄欖油與水，蓋上鍋蓋，以偏小的中火蒸 10 分鐘。
3. 取一鍋滾水（份量外）加鹽，依包裝標示煮義大利麵。
4. 將煮好的義大利麵瀝乾，放入大碗，拌入**紅紫蘇芝麻**。
5. 裝盤，佐以雞胸肉、青紫蘇、青花椰菜芽。

POINT

營養滿點的一盤！
儘量選用低醣質義大利麵。

低醣義大利麵加上高度抗氧化力的青花椰菜芽、青紫蘇，搭配富含消除疲勞效果的雞胸肉，營養滿分！

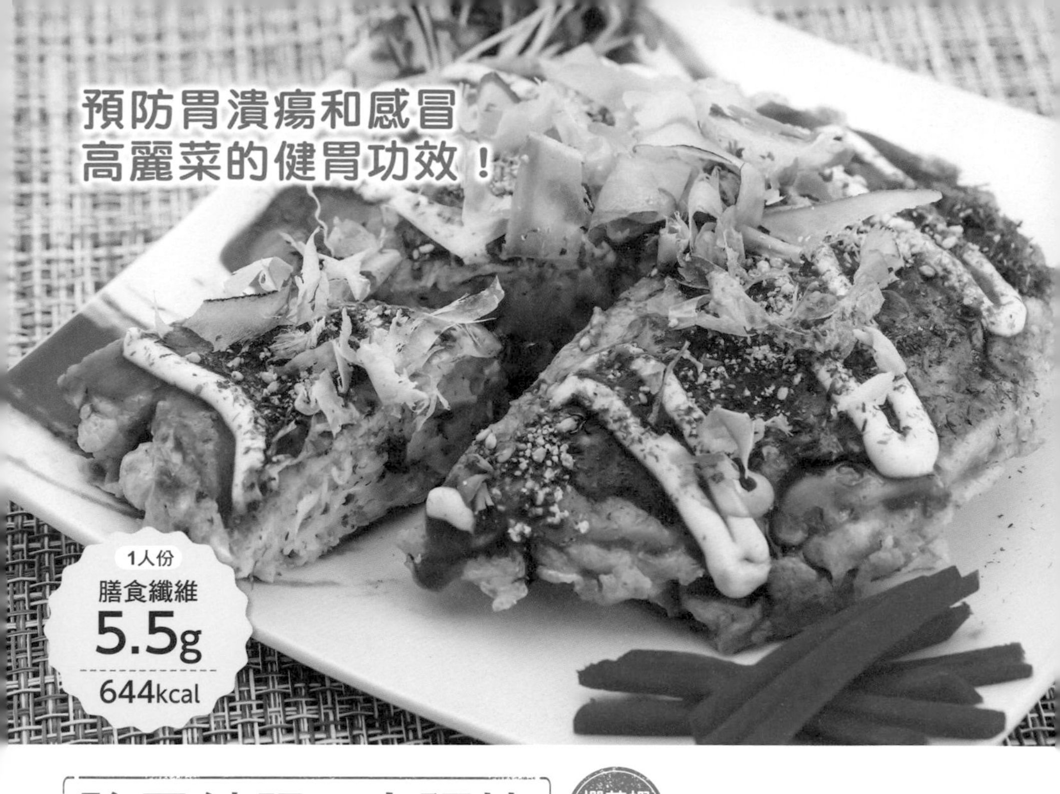
預防胃潰瘍和感冒
高麗菜的健胃功效！
1人份
膳食纖維
5.5g
644kcal

強胃健腸・大阪燒

櫻花蝦芝麻

材料（2人份）

抗氧化櫻花蝦芝麻 …… 2大匙
豬里肌片 …… 6片
鹽、胡椒 …… 適量
高麗菜 …… 3片
雞蛋 …… 2顆
全麥麵粉 …… 50g
低筋麵粉 …… 20g
高湯 …… 80ml
橄欖油 …… 2大匙
大阪燒醬 …… 3大匙
美乃滋 …… 適量
青海苔 …… 適量
柴魚片 …… 適量
醃漬紅薑 …… 適量

POINT

高麗菜富含維生素U，能有效預防腸胃潰瘍。

高麗菜含有維生素U，具有預防胃或十二指腸潰瘍的作用，同時也能預防感冒。

作法

1 以刀背輕輕敲打豬里肌，撒上鹽、胡椒。高麗菜切成小片狀。
2 將雞蛋打入碗中，加入全麥麵粉、低筋麵粉、**抗氧化櫻花蝦芝麻**、高湯，攪拌後再加入高麗菜拌勻。
3 將1大匙橄欖油倒入平底鍋，用中火加熱，將2的一半份量倒入鍋中，鋪成圓形。待麵糊稍微成型後，再放一半份量的豬肉。煎到出現略呈金黃後翻面，轉小火蓋上鍋蓋再煎3～4分鐘。
4 重複步驟3煎另一片大阪燒。
5 裝盤，淋上大阪燒醬與美乃滋，撒上青海苔與柴魚片、紅薑即可享用。

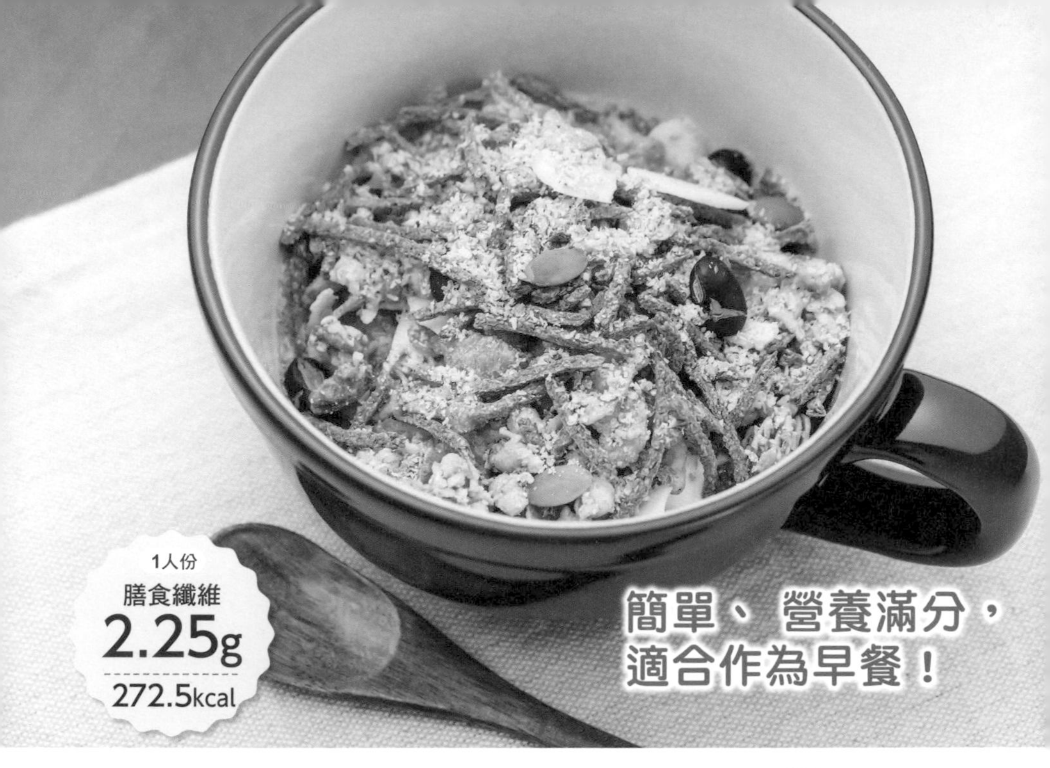
1人份
膳食纖維
2.25g
272.5kcal
簡單、營養滿分，
適合作為早餐！

重整腸道・芝麻優格穀片

材料（2人份）

抗氧化杏仁粉芝麻 …… 2大匙
穀片 …… 100g
脫脂優格 …… 160g
燕麥棒 …… 適量
堅果 …… 適量

POINT

可以依照自己喜歡的口味挑選穀片、燕麥棒、堅果等配料，但儘可能選擇調味少的天然產品，以免增加身體負擔。

作法

1 將脫脂優格倒入杯中，加入穀片。
2 接著放入切成小條（或好入口大小）的燕麥棒。
3 撒上少許堅果與**抗氧化杏仁粉芝麻**，即完成。

POINT

杏仁粉芝麻＋優格 活絡腸道環境的強力夥伴！

建議選用脫脂、無糖的原味優格，再利用配料調味，香氣充足外，也能輕鬆攝取到大量的蛋白質和膳食纖維。

主菜

每天的主菜菜餚，
以抗氧化芝麻加倍健康效果！
還能同時攝取到豐富蛋白質。

融合番茄酸味
與芝麻香氣的絕品鍋物

高抗氧化・茄汁海鮮蔬菜鍋

研磨芝麻

材料（2人份）

研磨芝麻……2大匙
煎焙芝麻……適量
海鮮（蝦、干貝、蛤蠣、牡蠣等）……依個人喜好
洋蔥……1/2顆
青花菜……1/4棵
白花椰菜……1/4棵
甜椒（紅、黃）……各1顆
洋菇……6個
紅蘿蔔……1/2條
番茄……1顆
橄欖油……1大匙
番茄糊……18g
水……600ml
蔬菜高湯塊……2塊
時蘿（其他的香草也可）……適量

作法

1 將海鮮事先處理好（蛤蠣吐沙、洗淨；牡蠣以淡鹽水清洗後瀝乾；蝦子去腸泥），蔬菜洗淨並切成一口大小。
2 鍋中倒入橄欖油，以中火預熱，放入洋蔥炒軟後，再加入其他蔬菜一起炒。
3 加入番茄糊與水、蔬菜高湯塊，以中火煮15分鐘左右。
4 蔬菜煮好後，放入海鮮滾一下，撒上**研磨芝麻**和**煎焙芝麻**。
5 擺上時蘿，美味鍋物就完成囉。

POINT

以抗氧化力強的蔬菜，結合高蛋白的海鮮！

優質食材齊聚一鍋的絕佳料理，尤其番茄的茄紅素也有很強的抗氧化力。

1人份
膳食纖維
7.6g
402kcal

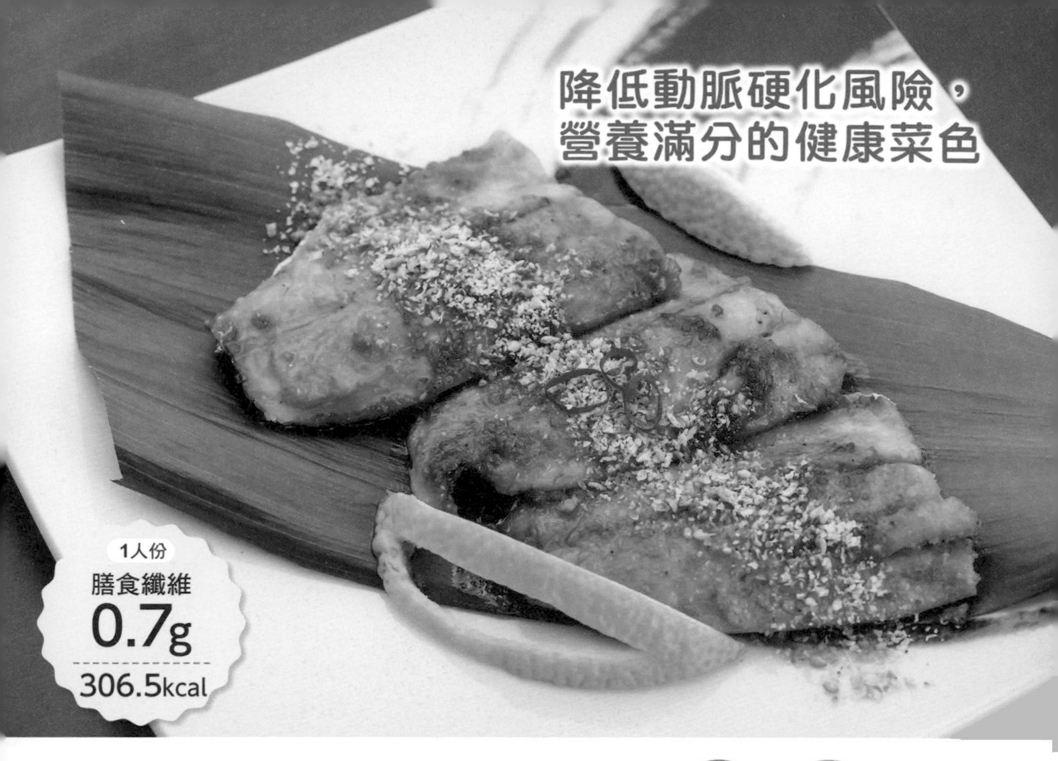
降低動脈硬化風險，
營養滿分的健康菜色
1人份
膳食纖維
0.7g
306.5kcal

消除發炎・蒲燒竹筴魚

材料（2人份）

抗氧化柴魚芝麻 …… 2大匙
研磨芝麻 …… 2小匙
竹筴魚（沙丁魚也可以）
…… 3～4條
紅辣椒 …… 1條
橄欖油 …… 1大匙
醬油 …… 1又1/2大匙
味醂 …… 1又1/2大匙
料理酒 …… 1又1/2大匙
蔗糖 …… 1小匙
日本香柚皮 …… 適量

作法

1 竹筴魚切成三等份。紅辣椒洗淨，去掉辣椒籽後，切小圓片。
2 將橄欖油倒入平底鍋以中火加熱，將1的竹筴魚魚皮朝下煎熟。
3 稍微煎到上色後，將竹筴魚翻面，加入醬油、味醂、料理酒、蔗糖、**抗氧化柴魚芝麻**後，略微燉煮入味。
4 裝盤，撒上**研磨芝麻**，擺上紅辣椒，佐以香柚皮即可。

POINT

**從烤竹筴魚的美味中，
確實攝取EPA、DHA！**

竹筴魚有豐富EPA、DHA，具抑制體內發炎作用，也有降低動脈硬化風險的功能。

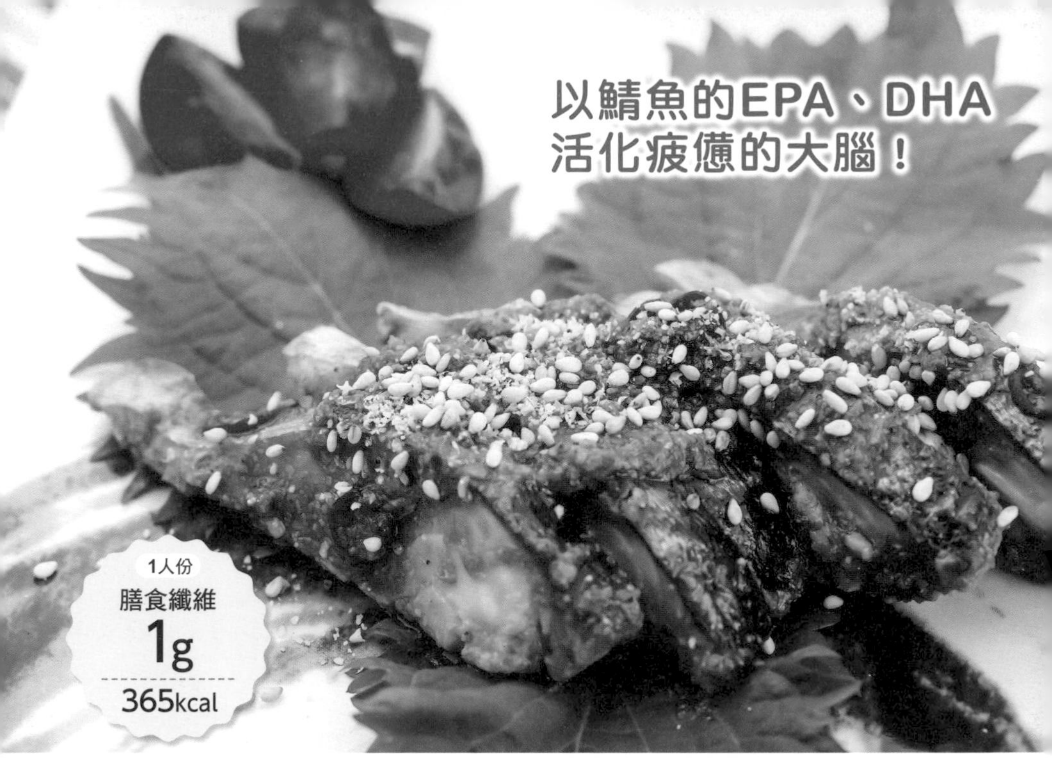
以鯖魚的EPA、DHA
活化疲憊的大腦！
1人份
膳食纖維
1g
365kcal

活化腦力・芝麻鯖魚

柴魚
芝麻

研磨
芝麻

材料（2人份）

抗氧化柴魚芝麻 …… 2大匙
研磨芝麻、煎焙芝麻 …… 2小匙
鯖魚 …… 1/2條
紅辣椒 …… 1根
料理酒 …… 100ml
味醂 …… 100ml
醬油 …… 2大匙
昆布粉 …… 1小匙
山葵 …… 適量
青紫蘇 …… 3片
小番茄 …… 適量

作法

1. 將鯖魚切成容易食用的大小。紅辣椒去掉辣椒籽後，切小圓片。
2. 將料理酒與味醂倒入鍋中，約煮半分鐘後，將1的鯖魚加入鍋中加熱。
3. 大碗放入醬油、昆布粉、2的鯖魚連同醬汁，再加進紅辣椒、山葵、**抗氧化柴魚芝麻**混合拌勻。
4. 在盤子上鋪青紫蘇後，再放上鯖魚，撒上**研磨芝麻**與**煎焙芝麻**，佐以切塊的小番茄。

POINT

鯖魚＋滿滿芝麻，
讓大腦維持年輕活力！

鯖魚也是富含EPA、DHA的魚類。另外，紅辣椒所含辣椒素有預防肥胖的效果。

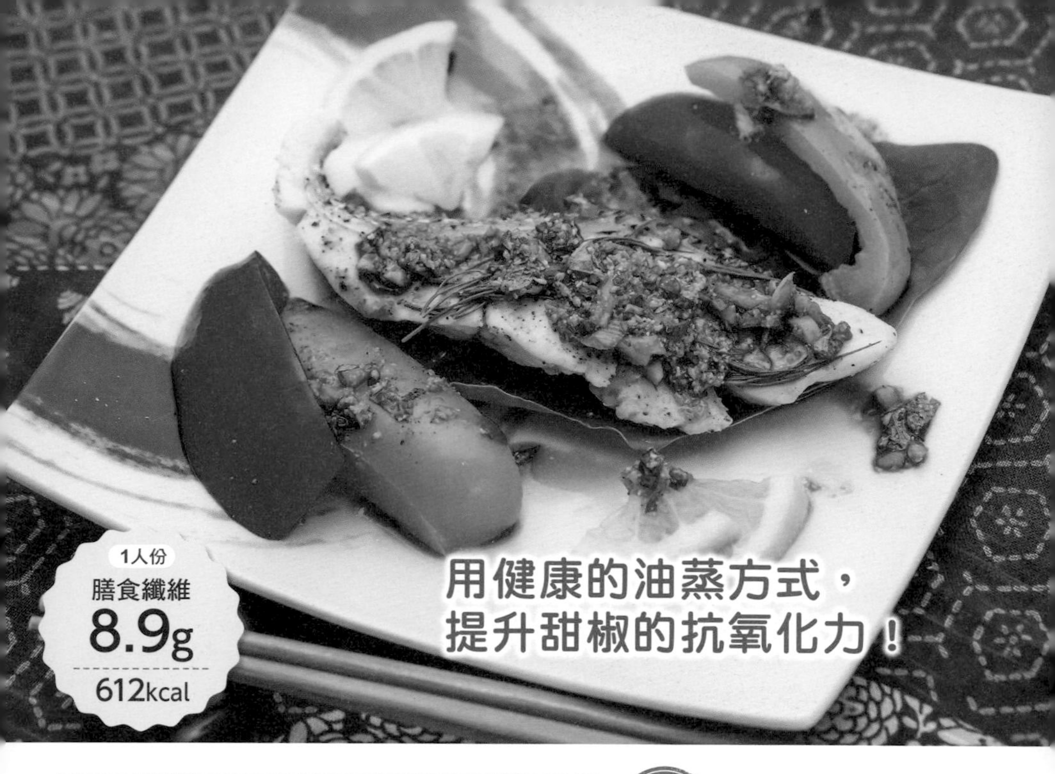
1人份
膳食纖維
8.9g
612kcal
用健康的油蒸方式，
提升甜椒的抗氧化力！

抑制糖化・油蒸鱸魚

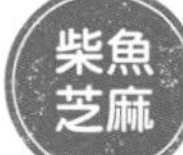

材料（2人份）

甜椒（紅、黃）……各1/2顆
檸檬……少許
高麗菜或萵苣……適量
鱸魚……1片
水……100ml
橄欖油……2大匙
胡椒……少許
時蘿……適量

《辛香醬汁》
抗氧化柴魚芝麻……2大匙
青紫蘇……4片
茗荷……2個
低鹽醬油……3大匙
米醋……1小匙
亞麻籽油……1小匙
蔗糖……1小匙

POINT

用「油蒸」抗糖化，佐以抗氧化力強的辛香醬汁！

以「油蒸」的方式烹煮肉類或海鮮，能夠抑制糖化反應的產生。再搭配具抗氧化功能的甜椒、醬汁，健康效果更好。

作法

1 甜椒去籽切成 2cm 寬。檸檬切成 1/4 圓片。
2 平底鍋鋪上高麗菜，擺入鱸魚與甜椒，加進水和橄欖油，撒上胡椒。蓋上鍋蓋以小中火加熱 10 分鐘，進行油蒸。
3 將青紫蘇、茗荷切成粗末，與其他醬汁的材料一同放入大碗，混合拌勻。
4 將鱸魚與甜椒擺盤，放上時蘿，佐以檸檬，淋上辛香醬汁即完成。

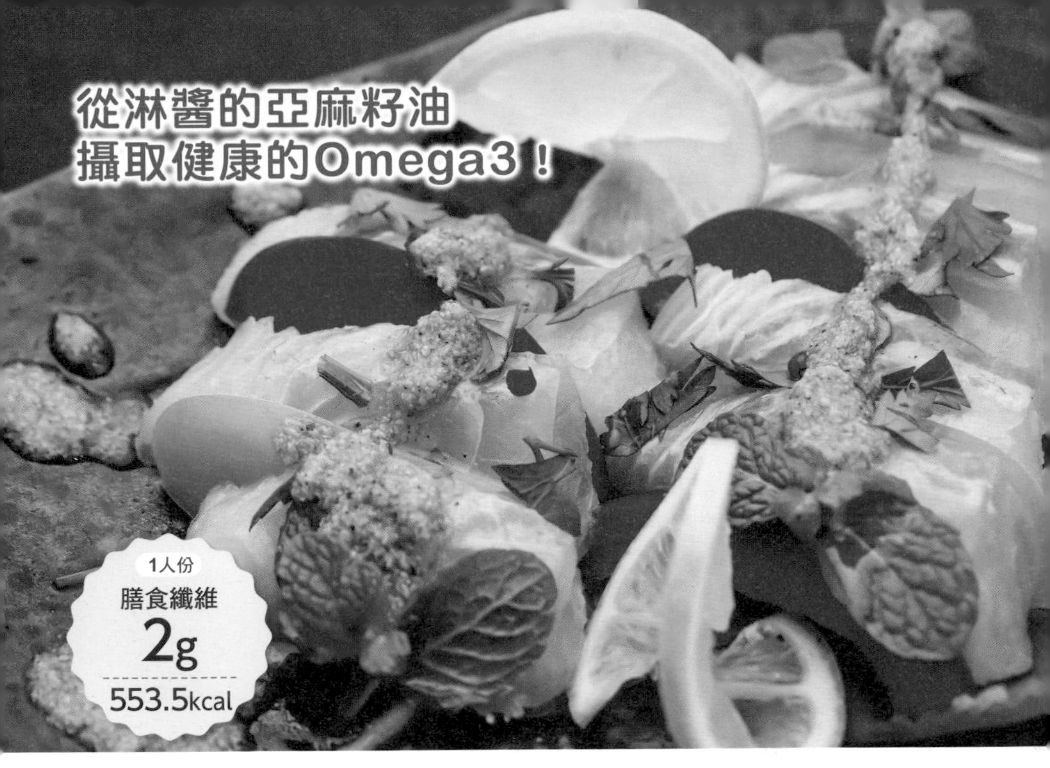
從淋醬的亞麻籽油
攝取健康的Omega3！
1人份
膳食纖維
2g
553.5kcal

降低血脂・義式紅鯛片

杏仁粉
芝麻

材料（2人份）

紅鯛（可生食）⋯⋯ 1/2條
甜椒（紅、黃）⋯⋯ 各1/2顆
義大利巴西里 ⋯⋯ 適量
檸檬 ⋯⋯ 1/3顆
薄荷葉 ⋯⋯ 適量
粉紅胡椒 ⋯⋯ 適量

《淋醬》
抗氧化杏仁粉芝麻 ⋯⋯ 2大匙
※請使用加熱過的杏仁粉
橄欖油 ⋯⋯ 1又1/2大匙
亞麻籽油 ⋯⋯ 1小匙
鹽、胡椒 ⋯⋯ 少許
檸檬汁 ⋯⋯ 1小匙

作法

1. 紅鯛斜刀片薄。甜椒切成容易食用的大小。義大利巴西里切成片，檸檬切圓片。
2. 將淋醬的材料全部放人大碗，混合拌勻。
3. 將紅鯛和甜椒交互擺放裝盤，上面放義大利巴西里與薄荷葉。淋上混合好的淋醬，撒上粉紅胡椒，佐以檸檬片。

POINT

**充分攝取香草，
幫助抗氧化力再提升！**

充分攝取巴西里、薄荷葉、甜椒等抗氧化力強的蔬菜！除此之外，亞麻籽油的Omega3脂肪酸也具降血脂效果。

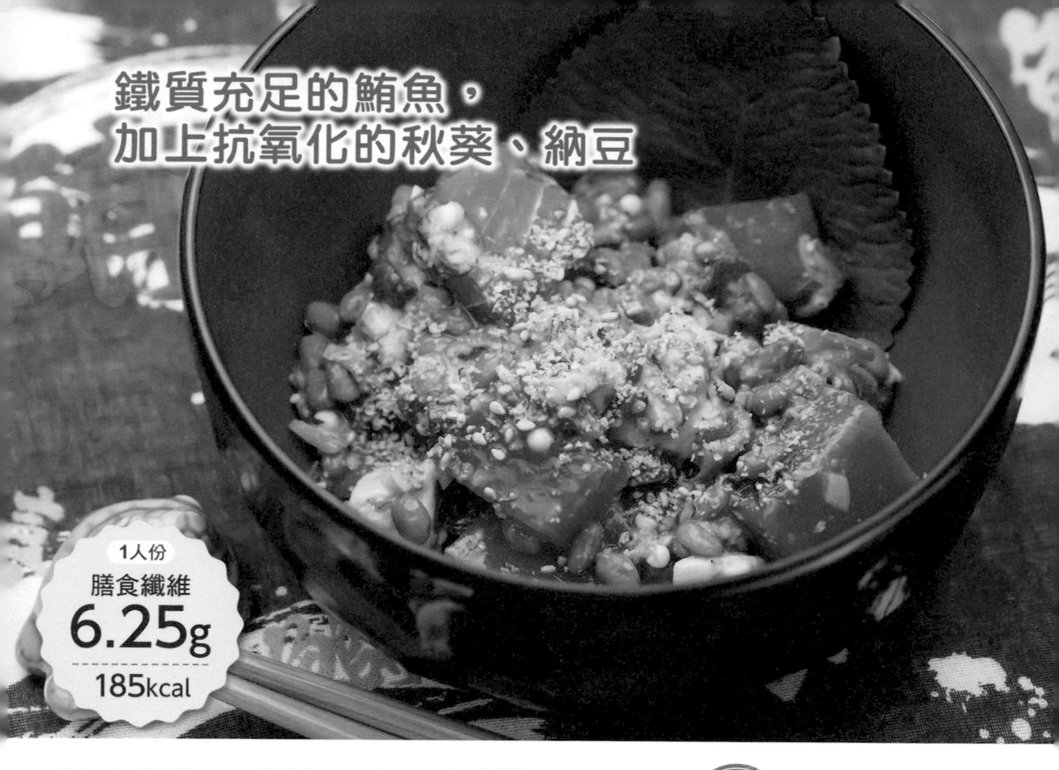
鐵質充足的鮪魚，
加上抗氧化的秋葵、納豆
1人份
膳食纖維
6.25g
185kcal

強力抗氧・秋葵拌鮪魚

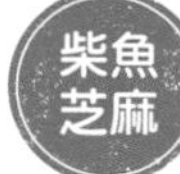

材料（2人份）

抗氧化柴魚芝麻 …… 2大匙
煎焙芝麻 …… 適量
鮪魚 …… 100g
青紫蘇 …… 3片
茗荷 …… 2個
秋葵 …… 7條
納豆 …… 1盒（50g）
青蔥（切蔥花）…… 2根
檸檬汁 …… 1小匙
亞麻籽油 …… 1小匙
醬油 …… 1大匙

作法

1 鮪魚切丁。青紫蘇和茗荷切粗末。
2 秋葵去除蒂頭後汆燙，再切小段。
3 除煎焙芝麻外的所有材料放入大碗，混合拌勻。裝盤後，撒上**煎焙芝麻**。
※依個人喜好加入酪梨或山藥也可以，或是加入蛋黃混合，帶出醇厚滋味。

POINT

**拌入柴魚芝麻，
豐富整體風味。**

鮪魚可攝取到EPA、DHA或鐵質。黏稠的秋葵中含有半乳聚醣、果膠等優質膳食纖維，具有高抗糖化作用。

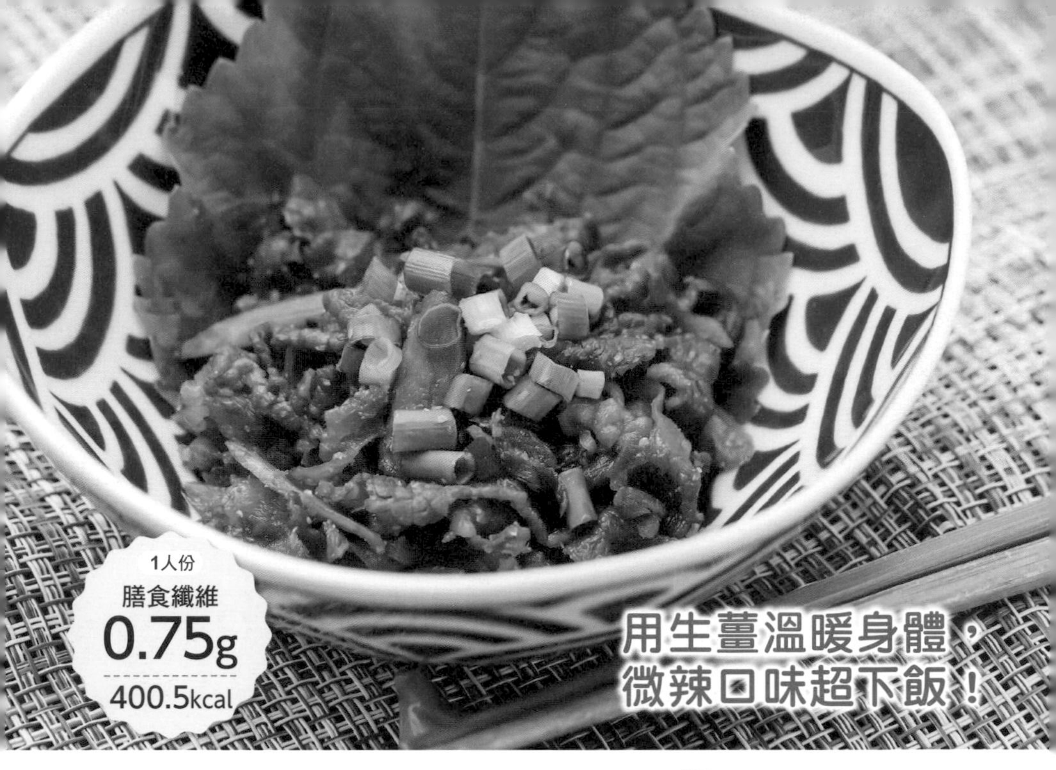
1人份
膳食纖維
0.75g
400.5kcal
用生薑溫暖身體，
微辣口味超下飯！

暖身補氣・薑燒牛肉

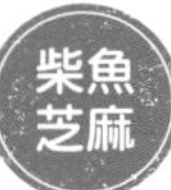

材料（2人份）

牛肉（瘦肉部位）…… 200g
薑 …… 20g
紅辣椒 …… 1根
橄欖油 …… 1大匙
青蔥（切蔥花）…… 適量

《醬汁》
抗氧化柴魚芝麻 …… 2大匙
醬油 …… 2大匙
味醂 …… 2大匙
料理酒 …… 2大匙
蔗糖 …… 2小匙

作法

1 牛肉切成容易食用的大小。薑切細絲，紅辣椒去籽後，切小圓片。
2 鍋中倒橄欖油，加熱後用中火炒香牛肉。
3 將薑、紅辣椒、醬汁的材料全部下鍋，煮到汁液接近收乾。
4 裝盤，撒上蔥花。

POINT

薑經過加熱後，
抗氧化效果更好！

這是一道薑多多，適合作為常備菜色或帶便當的料理。薑加熱後，抗氧化物質的薑烯酚（Shogaol）會增加。

充分的維他命B，
消除疲勞效果卓越！

提振精神・味噌芝麻豬

味噌芝麻

材料（2人份）

抗氧化味噌芝麻 …… 4大匙
豬肩里肌 …… 300g
櫻桃蘿蔔 …… 適量
橄欖油 …… 1大匙
料理酒 …… 1大匙
芝麻葉（可省略）…… 2葉
香草幼苗（可省略）…… 少許

作法

1. 先在豬肩里肌的筋劃上幾刀。櫻桃蘿蔔切 1/4 圓片。
2. 豬肉事先以**抗氧化味噌芝麻**醃漬 10 分鐘左右。其後，將**抗氧化味噌芝麻**撥到旁邊備用。
3. 平底鍋倒入橄欖油以中火加熱炒豬肉。等變色後翻面，加入 2 的**抗氧化味噌芝麻**與料理酒，蓋上鍋蓋，小火加熱 4～5 分鐘左右。
4. 將豬肉擺放到鋪好芝麻葉的盤子上，淋上鍋中剩下的味噌芝麻醬之後，加上香草幼苗、櫻桃蘿蔔裝飾即可。

POINT

放涼後還是好吃，也適合帶便當。

有厚度的豬肉，經味噌芝麻醃漬而變柔軟。豬肉所含的維他命 B 群具有恢復疲勞功效。

1人份
膳食纖維
1.9g
502kcal

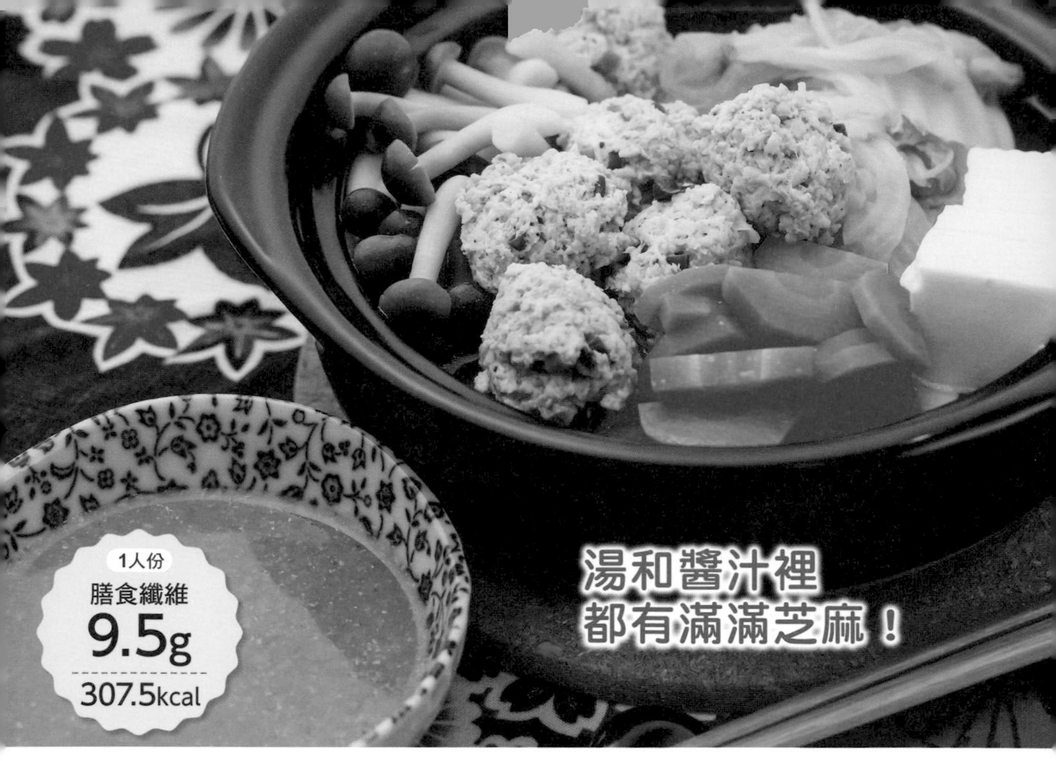

1人份
膳食纖維
9.5g
307.5kcal
湯和醬汁裡
都有滿滿芝麻！

高蛋白質・雞肉丸鍋

研磨
芝麻

材料（2人份）

抗氧化味噌芝麻 …… 1大匙
白菜 …… 3～4片
紅蘿蔔（去皮） …… 1根
美姬菇 …… 1包
雞絞肉（雞柳） …… 150g
薑（磨成泥） …… 1片
青蔥（切成蔥花） …… 適量
料理酒 …… 1小匙
昆布高湯 …… 1公升
嫩豆腐 …… 1/2塊

《芝麻沾醬》
研磨芝麻 …… 1大匙
鰹魚醬油露（稀釋過的）
…… 300ml
七味粉 …… 適量

作法

1. 白菜、紅蘿蔔、豆腐切成容易食用的大小。美姬菇切去根部硬的部分，剝散開來。
2. 將雞肉、薑、青蔥、料理酒放入大碗中充分攪拌後，捏成一口大小的丸子。
3. 鍋中放入昆布高湯，將蔬菜與雞肉丸、豆腐擺放入鍋，並加進**抗氧化味噌芝麻**燉煮。
4. 芝麻沾醬的材料混合均勻，沾食享用。

POINT

**加進味噌芝麻，
鮮味與醇度都升級！**

鍋物料理備料簡單，還能攝取滿滿蔬菜和蛋白質，是很方便的一道菜色。與在家就能簡單做出的芝麻沾醬一同享用，營養又美味。

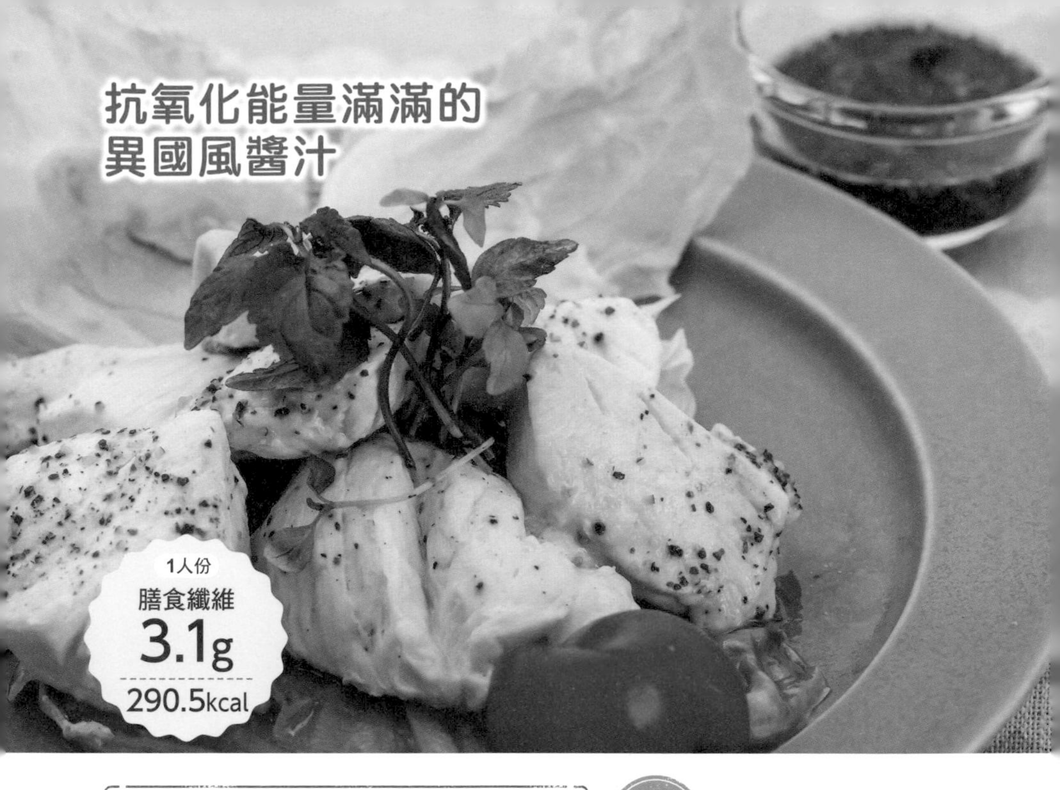
抗氧化能量滿滿的
異國風醬汁
1人份
膳食纖維
3.1g
290.5kcal

低碳抗氧・蒸煮雞

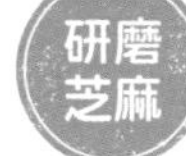

材料（2人份）

雞胸肉 …… 150g
鹽、胡椒 …… 適量
萵苣 …… 10片
水 …… 100ml
橄欖油 …… 1大匙
香草 …… 適量
小番茄 …… 適量

《芝麻醬》
研磨芝麻 …… 3大匙
香菜 …… 1株
減鹽醬油 …… 3大匙
芝麻油 …… 1小匙
蔗糖 …… 1小匙

作法

1 雞胸肉切成容易食用大小，撒上鹽和胡椒。
2 製作芝麻醬。將香菜切成粗末，並把所有醬汁的材料放入大碗中，混合拌勻。
3 平底鍋緊密鋪上 4 片萵苣葉，將雞胸肉擺上後，來回淋上水、橄欖油，蓋上鍋蓋以弱中火加熱約 12 分鐘，進行油蒸。
4 將剩下的萵苣葉舖在盛裝器皿，擺上雞胸肉，香草、對半切的小番茄。最後，淋上芝麻醬享用。

POINT

以油蒸處理雞胸肉，驚豔的Juicy口感！

雞胸肉以健康的抗糖化的「油蒸」方式烹調，變得柔軟多汁，搭上滿滿抗氧化力的異國風醬汁，超對味。

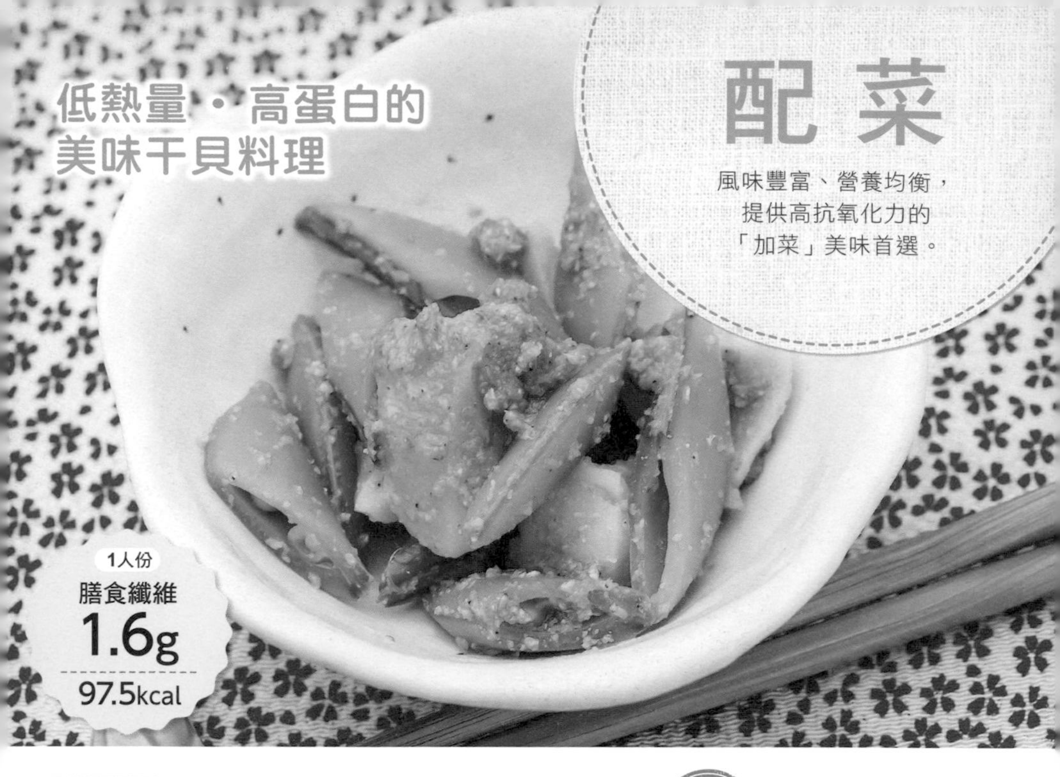
低熱量・高蛋白的
美味干貝料理
配菜
風味豐富、營養均衡，
提供高抗氧化力的
「加菜」美味首選。
1人份
膳食纖維
1.6g
97.5kcal

豐富礦物質・涼拌干貝

杏仁粉芝麻

材料（2人份）

抗氧化杏仁粉芝麻 …… 1大匙
※請使用加熱過的杏仁粉
干貝 …… 4～5顆
甜豆 …… 10根
鹽 …… 1小撮
減鹽醬油 …… 1大匙
蔗糖 …… 1小匙

作法

1. 干貝切成一口大小（約1/4左右）。甜豆去除粗絲纖維。
2. 取一鍋水（份量外）加鹽煮沸後，放入甜豆汆燙約30秒，取出以冷水沖涼，並瀝乾水分，斜切成一口大小。
3. 接著放入干貝，汆燙約15秒。
4. 將**抗氧化杏仁粉芝麻**、減鹽醬油、蔗糖放入大碗，加入甜豆與干貝拌勻。

POINT

以杏仁粉芝麻的清甜，帶出風味的亮點。

干貝是低熱量、富含鋅、鐵、牛磺酸的優良蛋白質來源，天然的少許甜味，與杏仁粉芝麻非常對味。

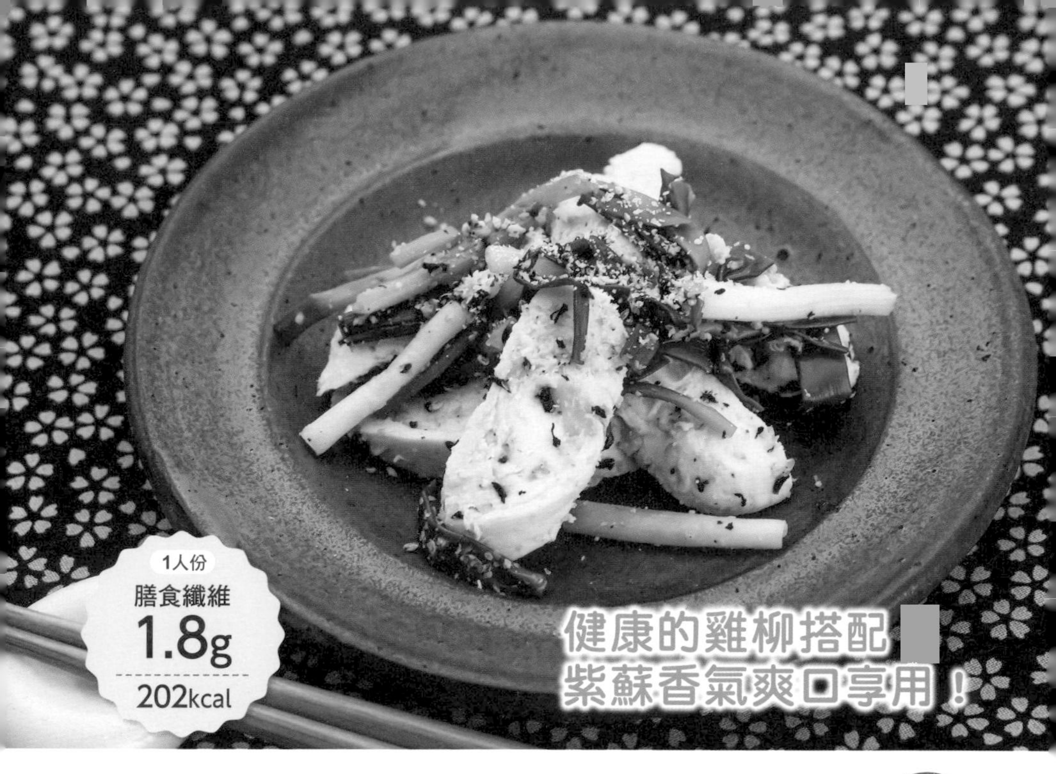
1人份
膳食纖維
1.8g
202kcal
健康的雞柳搭配
紫蘇香氣爽口享用！

充沛維他命・珠蔥拌紫蘇雞柳

紅紫蘇芝麻

材料（2人份）

抗氧化紫蘇芝麻 …… 2大匙
雞柳 …… 150g
珠蔥（青蔥也可） …… 1把
料理酒 …… 1大匙
鹽 …… 2撮
亞麻籽油 …… 2小匙

作法

1 雞柳去筋。珠蔥切成約 5cm 長度。
2 深平底鍋加水到 8 分滿煮滾，放進料理酒與鹽、雞柳。等煮滾後，稍待一下熄火，放入珠蔥，蓋上鍋蓋 10 分鐘。
3 從平底鍋中取出珠蔥，瀝乾水分。
4 待平底鍋大致降溫後，取出雞柳，切成一口大小。
5 雞柳與珠蔥加入**抗氧化紫蘇芝麻**涼拌，滴入亞麻籽油混合。

POINT

珠蔥＋紫蘇芝麻
抗氧化力更加提升！

雖然雞柳多偏乾澀，但完成後卻多汁美味。珠蔥含有維他命、礦物質，有強大的抗氧化力。

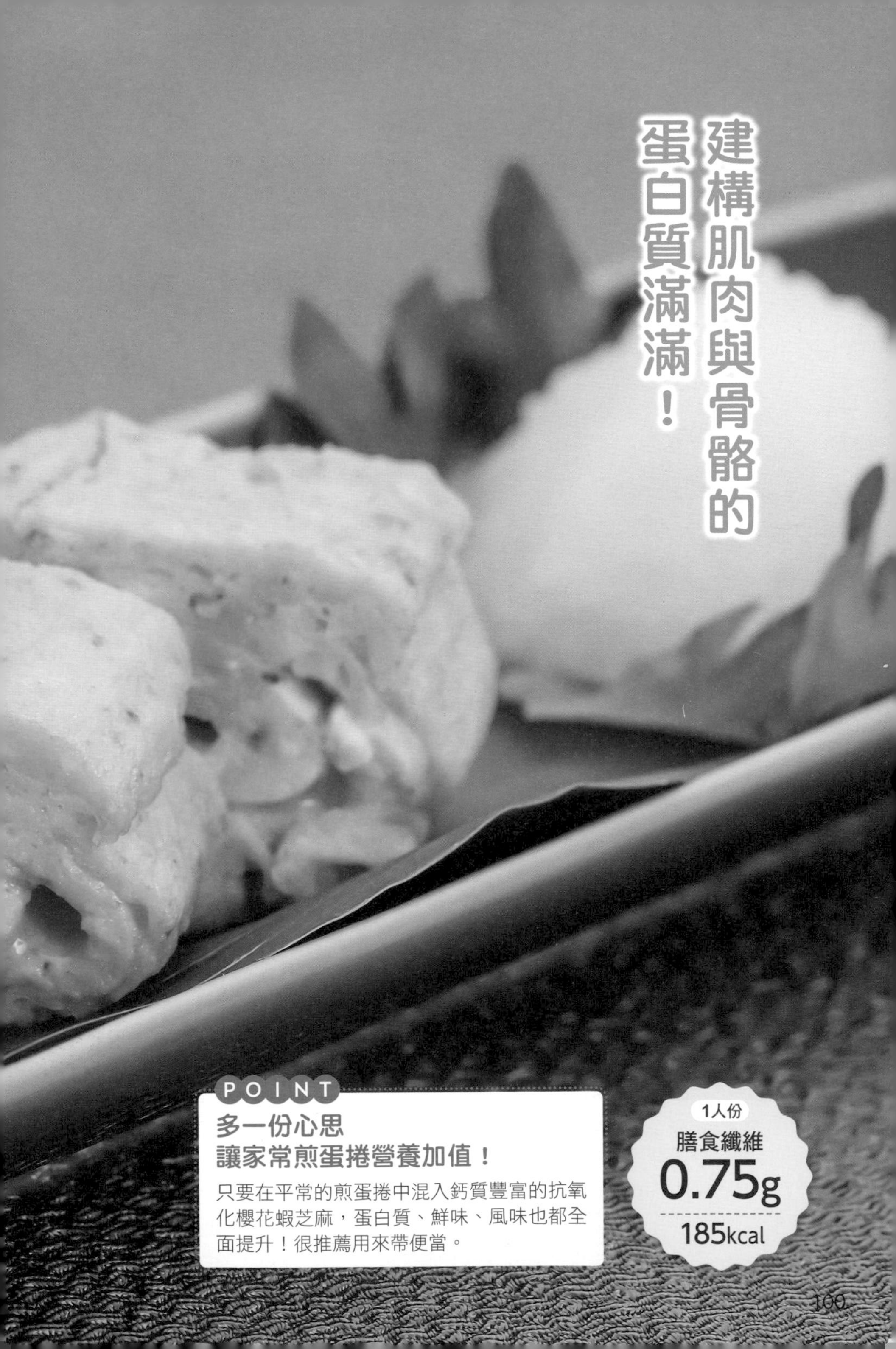

建構肌肉與骨骼的蛋白質滿滿！

POINT

多一份心思
讓家常煎蛋捲營養加值！

只要在平常的煎蛋捲中混入鈣質豐富的抗氧化櫻花蝦芝麻，蛋白質、鮮味、風味也都全面提升！很推薦用來帶便當。

1人份
膳食纖維
0.75g
185kcal

活力高鈣・蝦芝麻煎蛋捲

櫻花蝦芝麻

材料（2人份）

抗氧化櫻花蝦芝麻 …… 1大匙
雞蛋 …… 3顆
白高湯（稀釋過的）
…… 1大匙
橄欖油 …… 適量
蘿蔔泥 …… 適量

作法

1. 將蛋打在碗中，加入白高湯與**抗氧化櫻花蝦芝麻**拌勻。
2. 在玉子燒鍋中倒入橄欖油，以中火加熱，一邊以廚房紙巾拭去多餘的油分，同時將油抹勻，倒入 1 的 1/3 ～ 1/4 的量，煎到表面半熟後，將蛋從後方往前捲，再往後推到底。
3. 再次以橄欖油塗抹鍋面，倒入蛋液後往前翻捲再推回，反覆同樣步驟煎出厚厚的蛋捲，趁熱以保鮮膜包住的竹簾調整形狀。
4. 待大致散熱後，取去竹簾，分切後裝盤，佐以蘿蔔泥享用。

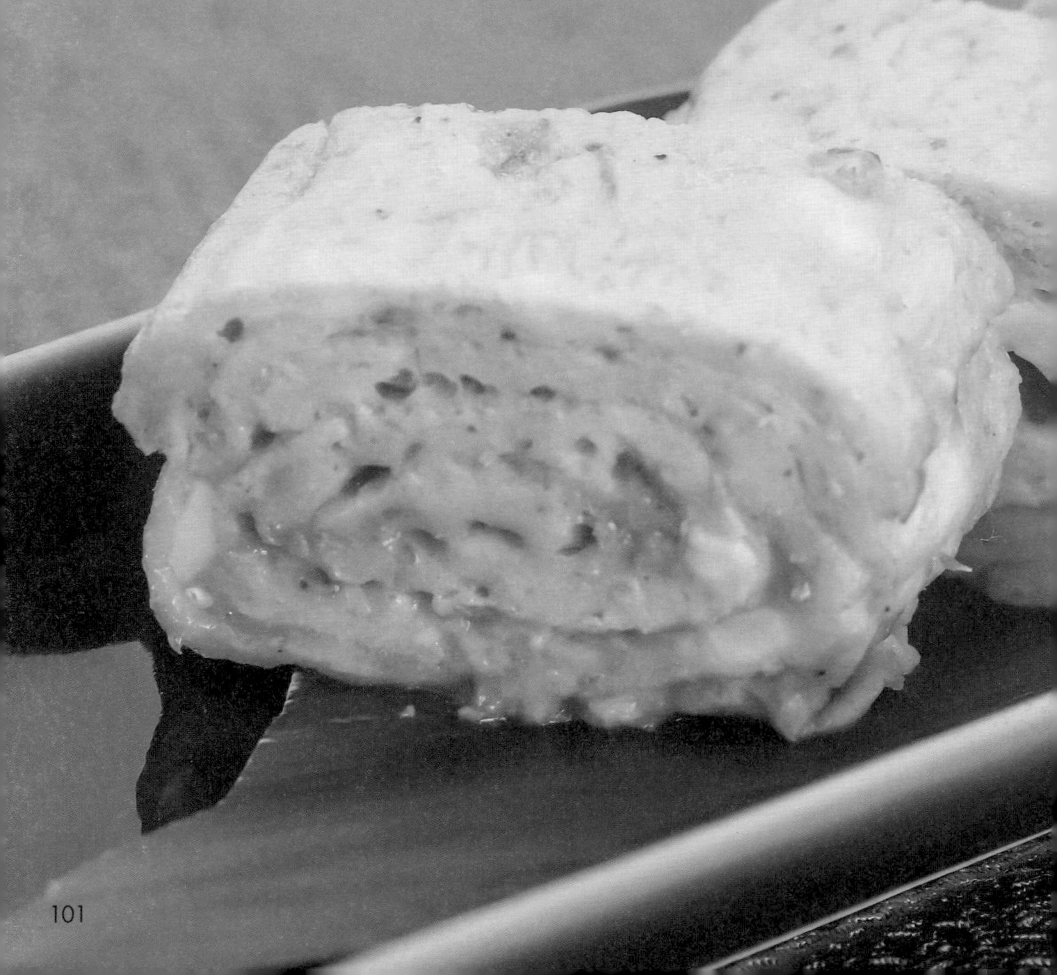

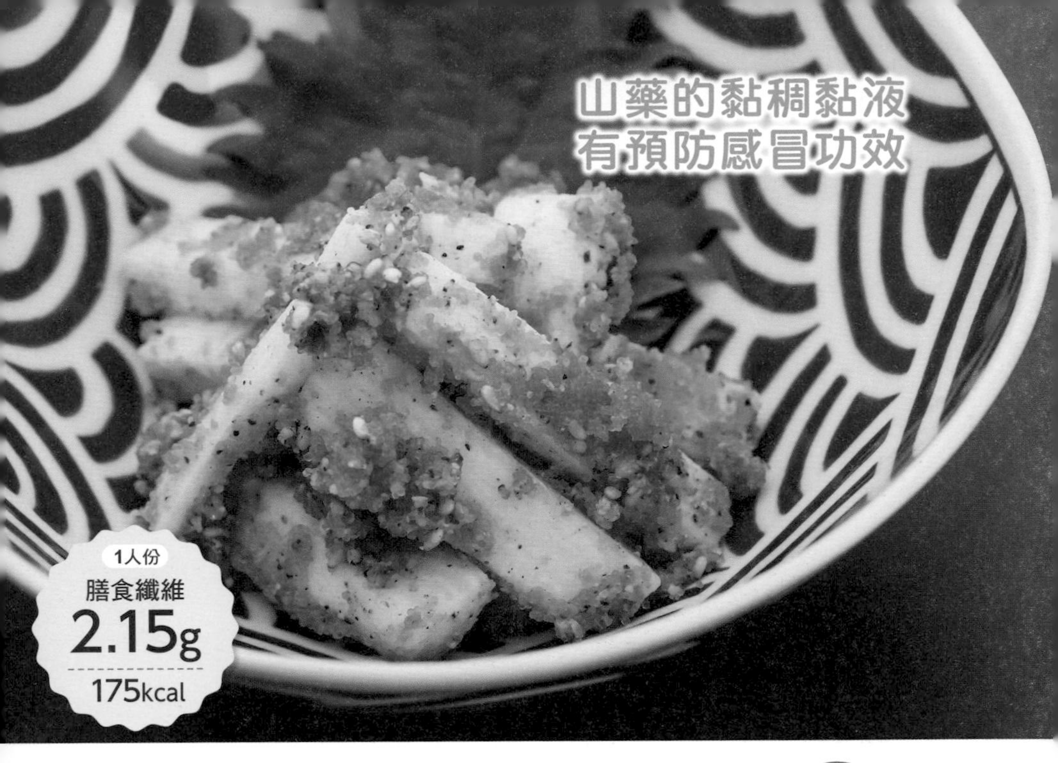
山藥的黏稠黏液
有預防感冒功效
1人份
膳食纖維
2.15g
175kcal

保護腸道・涼拌山藥明太子

材料（2人份）

抗氧化柴魚芝麻 …… 2大匙
明太子 …… 1條
山藥 …… 10cm 長段

作法

1 去除明太子外層的薄膜。
2 山藥去皮，切成長形小段。
3 將明太子與山藥放入碗中，加上**抗氧化柴魚芝麻**混合即可。

POINT

**有效整頓腸內環境，
風味濃郁的涼拌美食！**

山藥不僅含有膳食纖維，也有消化酵素的澱粉酶（Diastase）成分，搭配維他命B群豐富的明太子，是營養均衡的一道料理。

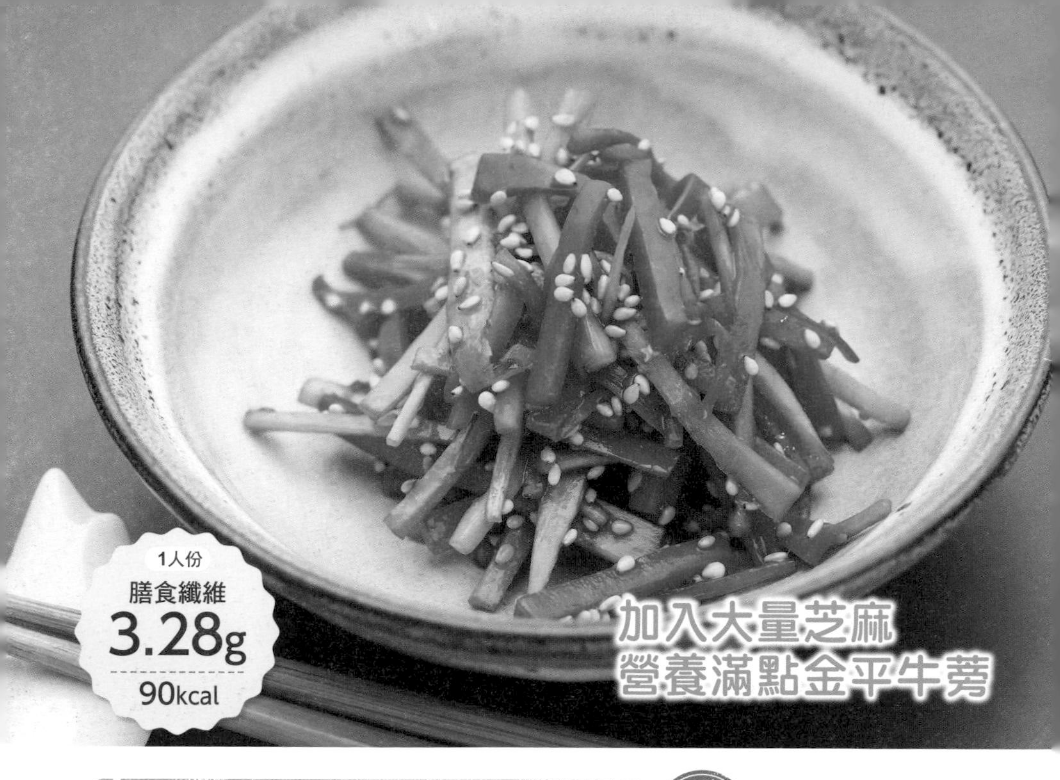
1人份
膳食纖維
3.28g
90kcal
加入大量芝麻
營養滿點金平牛蒡

豐富纖維·金平牛蒡

柴魚芝麻

材料（4人份）

抗氧化柴魚芝麻 …… 2大匙
煎焙芝麻 …… 適量
牛蒡 …… 1條
紅蘿蔔 …… 1/2條
芝麻油 …… 1大匙
減鹽醬油 …… 2大匙
料理酒 …… 1大匙
蔗糖 …… 1小匙
味醂 …… 1大匙

作法

1 牛蒡以鬃刷確實洗淨，切成粗絲（不用泡水）。紅蘿蔔切成與牛蒡同樣大小的粗絲。
2 平底鍋倒入芝麻油，中火加熱，放入牛蒡與紅蘿蔔炒。
3 將減鹽醬油、料理酒、蔗糖、味醂、**抗氧化柴魚芝麻**加入 2 中，以微弱的中火炒到醬汁收乾。
4 裝盤，撒上**煎焙芝麻**。

POINT

芝麻＋牛蒡，擁有膳食纖維與抗氧化力的雙重功效！

牛蒡有膳食纖維，還有抗氧化物質綠原酸（Chlorogenic Acid），是優秀的食材，搭配芝麻更添營養！

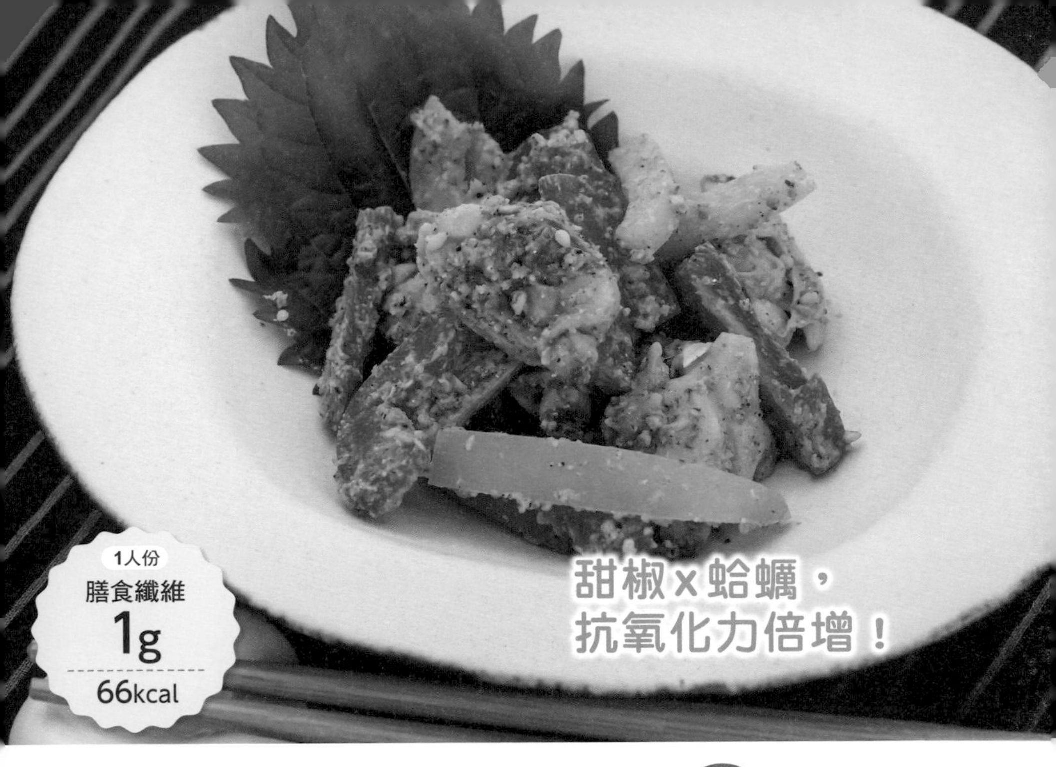
1人份
膳食纖維
1g
66kcal
甜椒x蛤蠣，
抗氧化力倍增！

強力補血・芝麻拌蛤蠣

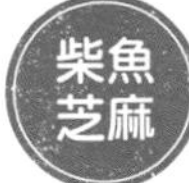

材料（2人份）

抗氧化柴魚芝麻 …… 2大匙
甜椒（紅、黃）…… 各1/2顆
料理酒 …… 1大匙
蛤蠣 …… 12個

作法

1 甜椒切成1cm寬的細條。
2 煮一鍋滾水（份量外），倒入料理酒，將蛤蠣燙熟，開殼後，取出蛤蠣肉。
3 將**抗氧化柴魚芝麻**、蛤蠣肉、甜椒拌勻即可享用。

POINT

蛤蠣可以預防貧血，
低熱量又高營養價值。

蛤蠣含有維他命B_{12}與鐵，對改善貧血有明顯功效。另外，甜椒含有青椒2倍以上維他命C，是帶甜味又可生食的優良蔬菜。

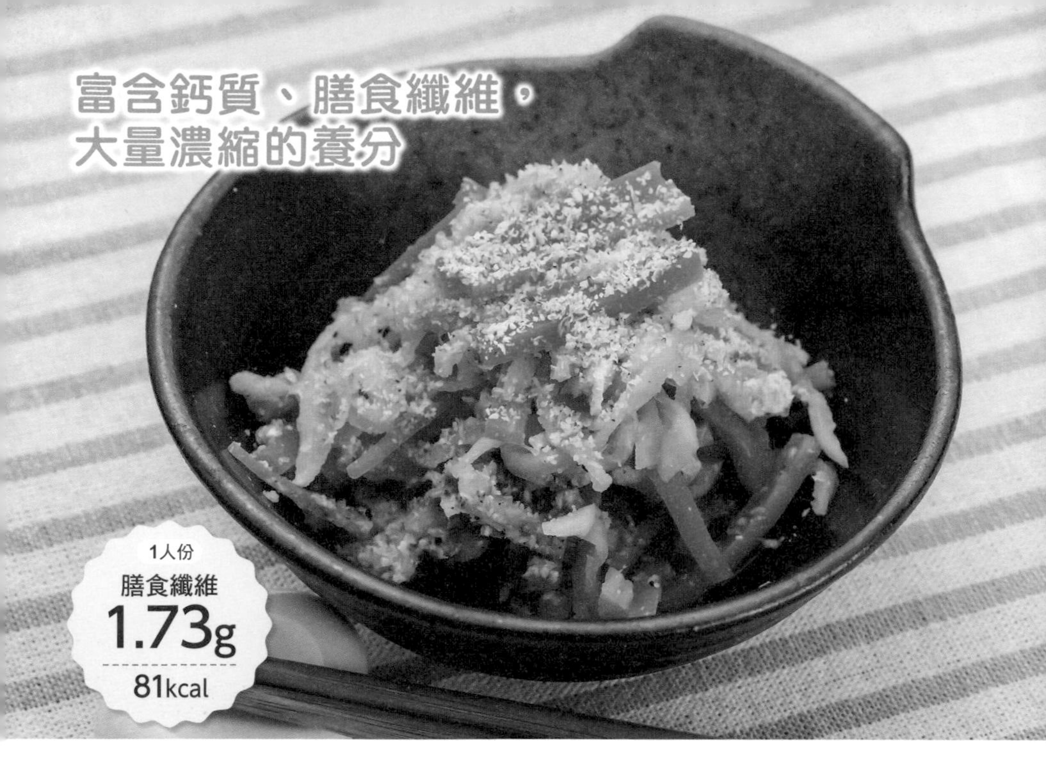
富含鈣質、膳食纖維，
大量濃縮的養分
1人份
膳食纖維
1.73g
81kcal

營養滿分・乾蘿蔔絲燉腐皮

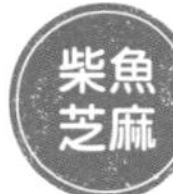

材料（4人份）

抗氧化柴魚芝麻 …… 2大匙
研磨芝麻 …… 適量
乾蘿蔔絲 …… 30g
紅蘿蔔 …… 1根
油豆腐皮 …… 1片
橄欖油 …… 1大匙
高湯 …… 300ml
減鹽醬油 …… 2大匙
味醂 …… 2小匙
蔗糖 …… 2小匙

作法

1. 乾蘿蔔絲以水泡開，隨意切段。紅蘿蔔切成細絲，油豆腐皮切成約 0.5 公分寬的粗絲。
2. 橄欖油倒入鍋中，中火加熱，放入乾蘿蔔絲、紅蘿蔔、油豆腐皮炒 2 ～ 3 分鐘，倒入高湯。
3. 接著倒入減鹽醬油、味醂、蔗糖、**抗氧化柴魚芝麻**，繼續燉煮。
4. 待湯汁收乾到約剩 1/3 左右熄火。裝盤，撒上**研磨芝麻**。

POINT

大豆＋乾貨
濃縮營養的美味配菜。

蘿蔔絲乾的鈣質約為新鮮蘿蔔的20倍，膳食纖維約有15倍。與油豆腐皮一起煮成帶甜的清爽風味，讓營養完整釋放。

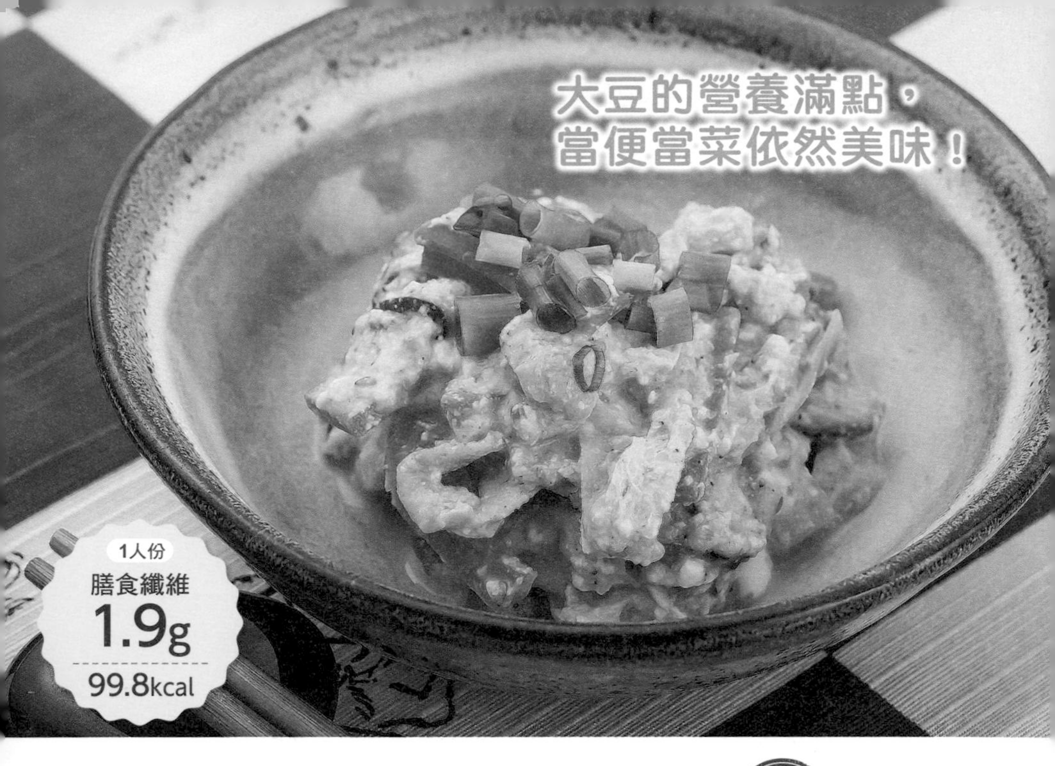
大豆的營養滿點，
當便當菜依然美味！
1人份
膳食纖維
1.9g
99.8kcal

加倍抗氧・涼拌芝麻豆腐

味噌芝麻

材料（4人份）

抗氧化味噌芝麻 …… 2大匙
嫩豆腐 …… 1/2塊
油豆腐皮 …… 1片
紅蘿蔔 …… 1/2根
香菇 …… 5朵
白高湯 …… 1大匙
水 …… 200ml
蔗糖 …… 2小匙
青蔥（切蔥花）…… 適量

POINT

將豆腐的營養的美味升級，以抗氧化芝麻增添鮮味！

使用味噌芝麻，充分展現芝麻滋味。味噌帶出鮮味，也提高營養價值！

作法

1. 嫩豆腐以廚房紙巾包約四層左右，並用小餐盤當作重物加壓，約 15 分鐘後瀝乾水分。
2. 將油豆腐皮、紅蘿蔔切成 0.5 公分寬粗絲。香菇去蒂，同樣切成 0.5 公分寬。
3. 白高湯和水放入小鍋，煮滾後放入油豆腐皮、紅蘿蔔、香菇，以弱中火煮 10 分鐘左右。
4. 將瀝乾水分、壓碎的豆腐放入大碗，與**抗氧化味噌芝麻**、蔗糖混合，再拌入 3 的油豆腐皮與蔬菜。（若要帶便當的話，請充分瀝乾湯汁）
5. 裝盤，撒上青蔥蔥花。

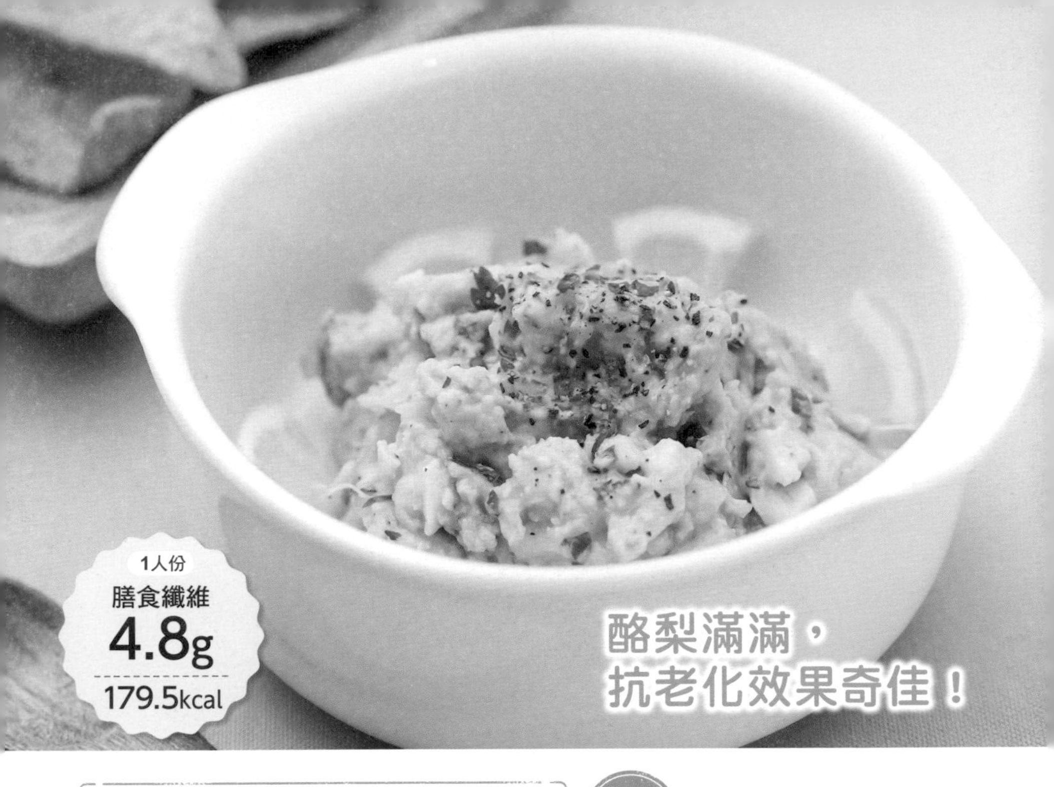
1人份
膳食纖維
4.8g
179.5kcal
酪梨滿滿，
抗老化效果奇佳！

降膽固醇・酪梨醬

研磨芝麻

材料（2人份）

研磨芝麻 …… 1大匙
酪梨 …… 1顆
洋蔥 …… 1/4顆
檸檬 …… 1/4顆
粉紅胡椒粒 …… 適量
亞麻籽油 …… 1小匙
檸檬汁 …… 2小匙
鹽 …… 少許
Tabasco辣醬 …… 1/4小匙
黑胡椒 …… 適量

作法

1. 酪梨去皮、去核，切成一口大小。洋蔥切成細丁。檸檬切成較1/4略小的圓片。粉紅胡椒先磨碎。
2. 將酪梨放入大碗中，以叉子壓碎，加進洋蔥丁、亞麻籽油與檸檬汁混合。
3. 加入**研磨芝麻**、鹽、Tabasco辣醬後充分拌勻。
4. 裝盤，撒上磨碎的粉紅胡椒與黑胡椒，擠入檸檬汁後享用。

POINT

**將礦物質豐富的酪梨，
加入增添風味的研磨芝麻。**

酪梨是優質的油脂，不僅能抑制發炎，降低壞膽固醇，有豐富不飽和脂肪酸，礦物質也很豐沛。

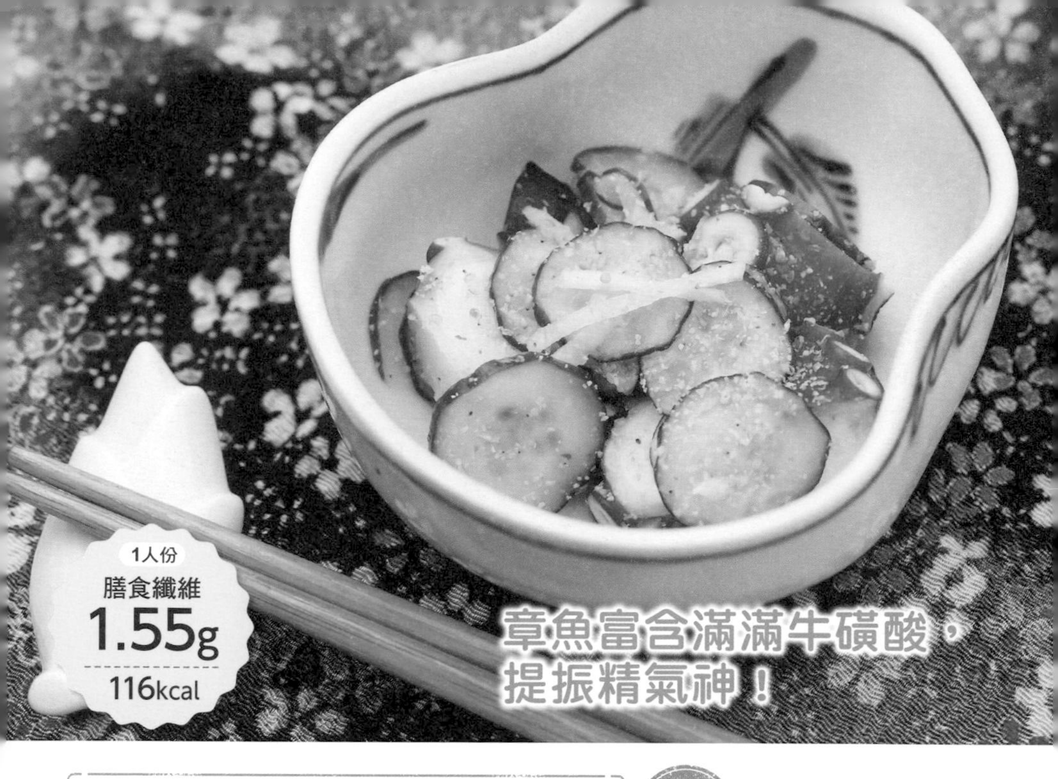
1人份
膳食纖維
1.55g
116kcal
章魚富含滿滿牛磺酸，
提振精氣神！

補充元氣・醋漬章魚

研磨芝麻

材料（2人份）

研磨芝麻 …… 2大匙
章魚（燙熟）…… 100g
小黃瓜 …… 1條
鹽 …… 少許
醋 …… 1又1/2大匙
蔗糖 …… 1小匙

作法

1 食材洗淨。將章魚斜切成薄片。小黃瓜切成薄圓片，撒少許鹽放置一陣子，變軟後擠乾水分。
2 將醋與蔗糖混和。
3 將章魚與小黃瓜放入大碗，加入2，再加進**研磨芝麻**混合拌勻，靜置3分鐘左右入味即完成。

POINT

加入芝麻的溫潤風味，即使少糖也依舊可口。

醋漬章魚加上芝麻，營養價值大大提高。因為整體風味變豐富的緣故，糖分也能斟酌減量。

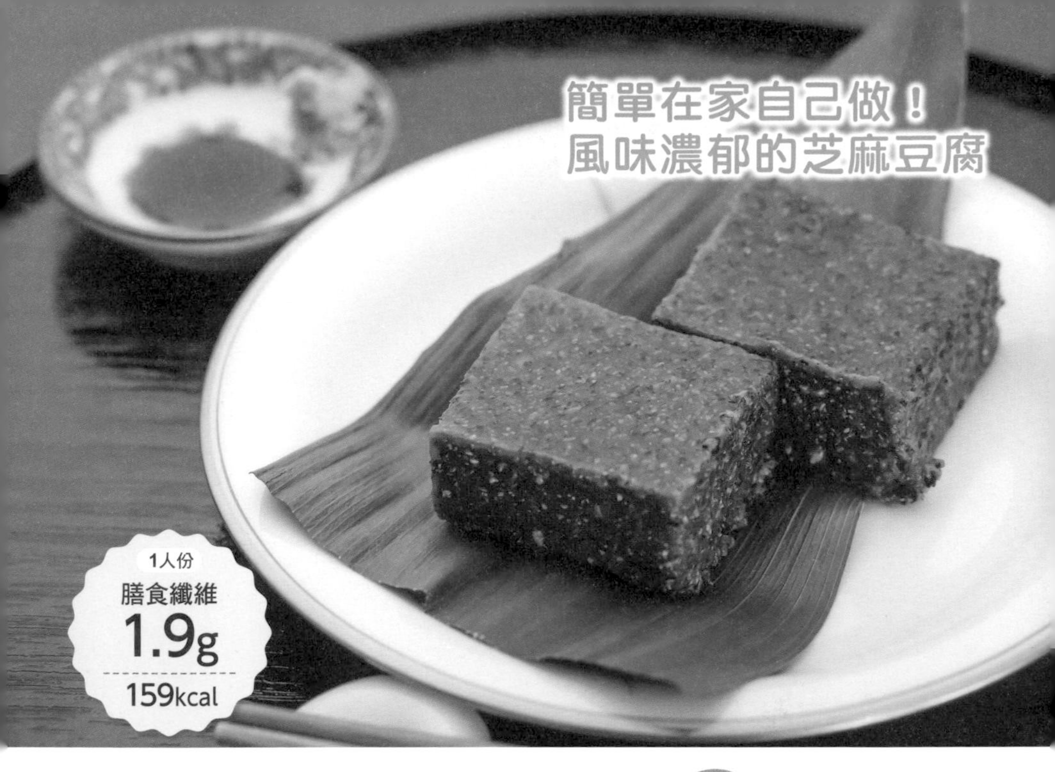
簡單在家自己做！
風味濃郁的芝麻豆腐
1人份
膳食纖維
1.9g
159kcal

滿滿多酚・芝麻豆腐

材料（4人份）

研磨黑芝麻 …… 50g
（若使用芝麻醬則是50g，不需芝麻油）
鹽 …… 少許
芝麻油 …… 1大匙
葛粉 …… 50g
水 …… 400ml
山葵 …… 適量
醬油 …… 適量

POINT

禪寺直授的私傳料理，能充分攝取芝麻營養！

這是精進料理中的一道，為禪寺修道僧用來補充蛋白質的來源。黑芝麻中含有非常豐富的多酚，具有強大的抗氧化力。

作法

1 將**研磨黑芝麻**與鹽、芝麻油放入研磨缽，充分磨碎、拌勻。
2 鍋中加入1與葛粉、水，以小火加熱。持續以飯匙攪拌到出現黏性為止。
3 加熱15分鐘左右，一邊持續攪拌到整體即將定型凝固時熄火。
4 將3倒入以水弄濕的平底方型模具放涼後，置入冰箱冷藏2小時左右。將山葵與醬油拌勻。
5 取出芝麻豆腐後切塊，佐以山葵醬油享用。

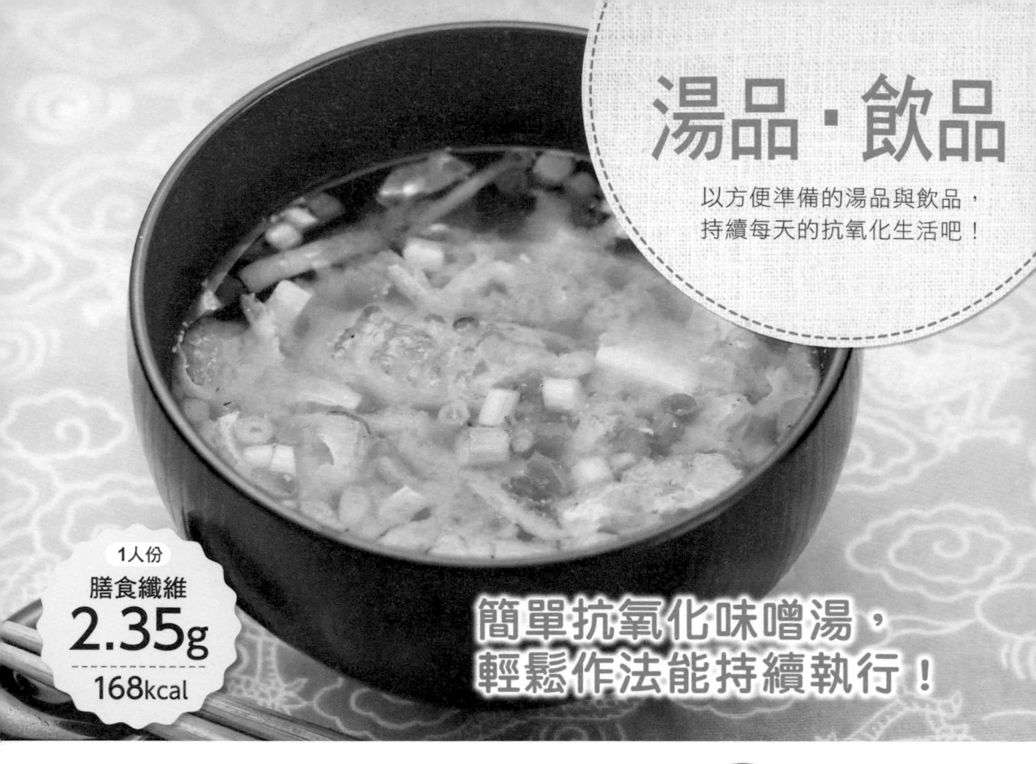
湯品・飲品
以方便準備的湯品與飲品，
持續每天的抗氧化生活吧！
1人份
膳食纖維
2.35g
168kcal
簡單抗氧化味噌湯，
輕鬆作法能持續執行！

日日健康・芝麻味噌湯

柴魚
芝麻

材料（容易製作的份量）

抗氧化柴魚芝麻 …… 2大匙
喜愛的蔬菜（蘿蔔、洋蔥、馬鈴薯等）…… 適量
油豆腐皮 …… 1片
高湯 …… 600ml
味噌 …… 2大匙
青蔥（切蔥花）…… 適量

作法

1 將喜愛的蔬菜和油豆腐皮切成容易食用的大小。
2 將蔬菜、油豆腐皮、高湯放入鍋中加熱。
3 蔬菜煮軟後，放入**抗氧化柴魚芝麻**和味噌。盛碗後，撒上蔥花即可。

POINT

**在日常的味噌湯
拌入抗氧化柴魚芝麻！**

將柴魚芝麻加入味噌湯中，攝取的蛋白質、膳食纖維量都大量增加！芝麻容易嗆到，食用時請稍微留意。

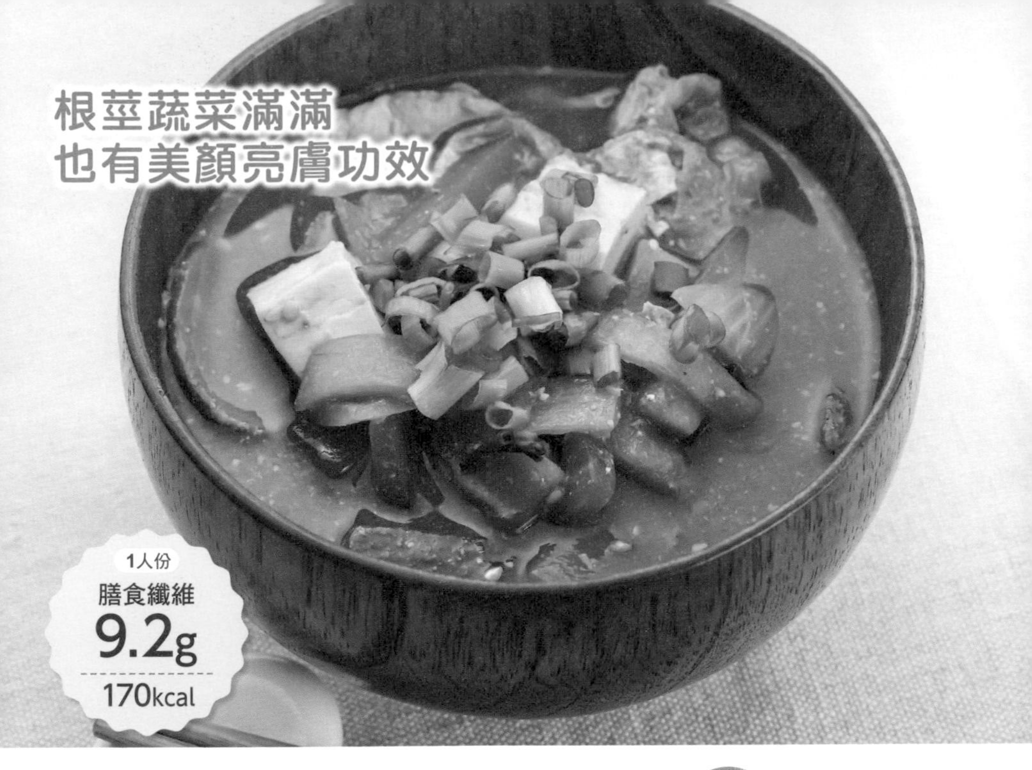
根莖蔬菜滿滿
也有美顏亮膚功效
1人份
膳食纖維
9.2g
170kcal

紅潤氣色・豬肉味噌湯

研磨
芝麻

材料（容易製作的份量）

研磨芝麻 …… 2大匙
豬里肌肉（薄切片） …… 100g
油豆腐皮 …… 1片
蒟蒻 …… 1/3片
豆腐 …… 1/3塊
牛蒡 …… 1條
紅蘿蔔 …… 1/2根
洋蔥 …… 1/2顆
白蘿蔔 …… 1/5根
橄欖油 …… 1/2大匙
高湯 …… 600ml
味噌 …… 2大匙
七味粉 …… 適量
青蔥（切蔥花） …… 適量

作法

1 豬里肌與油豆腐皮、蒟蒻、豆腐及蔬菜（青蔥除外）統一切成容易食用的大小。
2 鍋中倒入橄欖油，以中火加熱，炒豬里肌肉片。待肉變色後，加進蔬菜與油豆腐皮、蒟蒻拌炒。
3 倒進高湯與**研磨芝麻**，煮滾後以小火～中火煮約10分鐘，溶開味噌，加進豆腐。
4 盛碗後，撒上七味粉、蔥花即完成。

POINT

膳食纖維與大豆異黃酮，喝出美顏好氣色！

以根莖蔬菜與芝麻整頓腸內環境，大豆異黃酮帶來更佳的美顏效果，是打造健康與美肌的豬肉味噌湯。

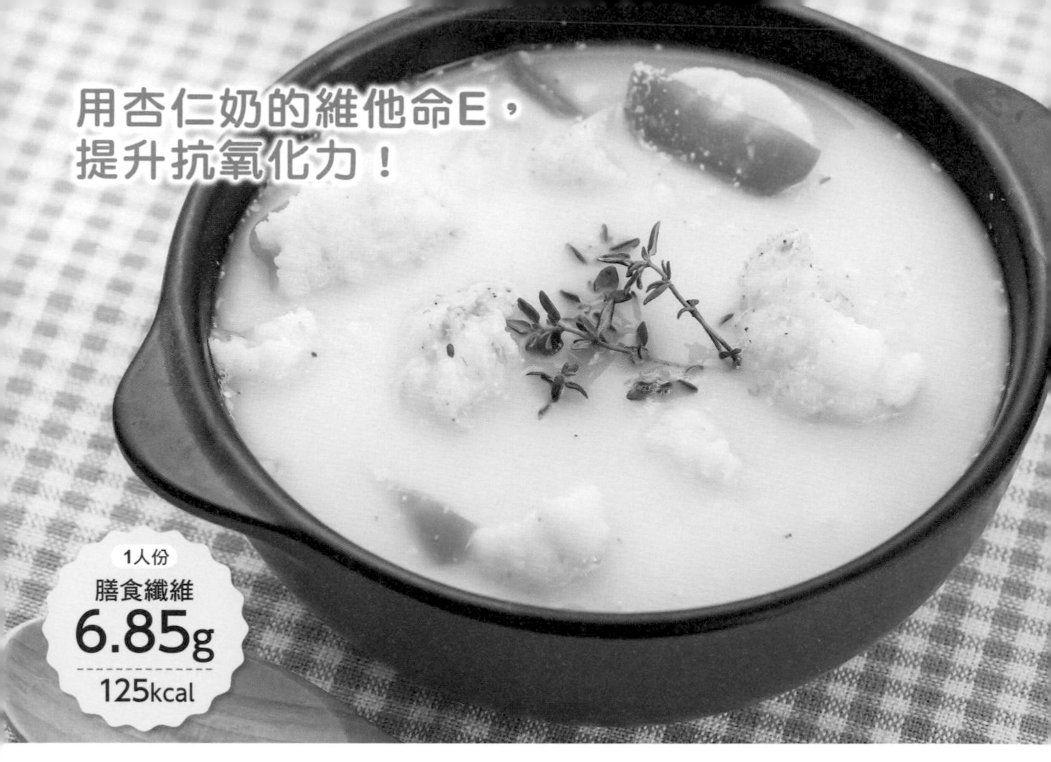
用杏仁奶的維他命E，
提升抗氧化力！
1人份
膳食纖維
6.85g
125kcal

逆齡美肌・雙杏濃湯

杏仁粉
芝麻

材料（容易製作的份量）

抗氧化杏仁粉芝麻 …… 2大匙
洋蔥 …… 1/2顆
紅蘿蔔 …… 1/2根
白花椰菜 …… 1/4顆
水 …… 200ml
杏仁奶 …… 400ml
蔬菜高湯塊 …… 2塊
鹽、胡椒 …… 適量
新鮮奧勒岡葉 …… 適量

作法

1 將所有蔬菜洗淨，切成容易食用的大小。
2 鍋中加入水與杏仁奶、蔬菜高湯塊、1的蔬菜、**抗氧化杏仁粉芝麻**，煮約 15 分鐘。
3 以鹽、胡椒調味，再放上奧勒岡葉即可享用。

POINT

杏仁與白花椰菜的雙重抗老化功效。

以杏仁奶為基底的豐富維他命E，搭上白花椰菜的大量維他命C，是抗老蔬菜的代表湯品。

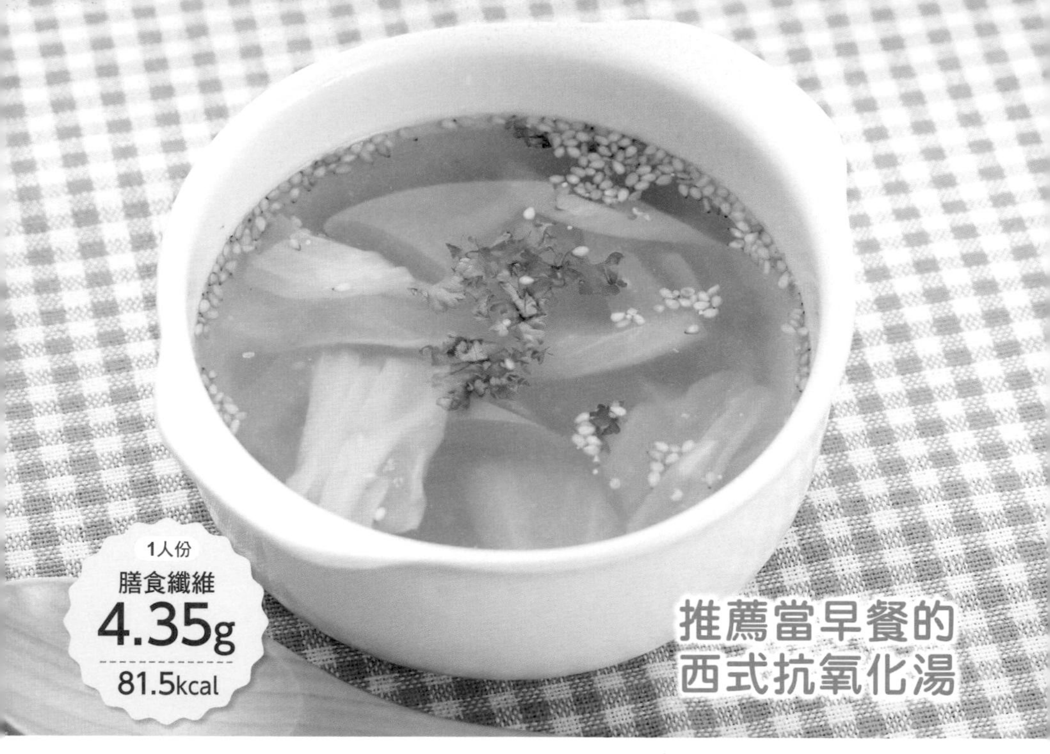
1人份
膳食纖維
4.35g
81.5kcal
推薦當早餐的
西式抗氧化湯

整腸排毒・蔬菜清湯

研磨
芝麻

材料（容易製作的份量）

研磨芝麻 …… 1大匙
煎焙芝麻 …… 適量
高麗菜 …… 2片
洋蔥（去皮）…… 1/2顆
紅蘿蔔（去皮）…… 1/2根
巴西里 …… 適量
水 …… 600ml
蔬菜高湯塊 …… 2塊

作法

1 高麗菜、洋蔥、紅蘿蔔統一切成一口大小。巴西里切細末。
2 鍋中放入水及高湯塊、1的高麗菜、洋蔥、紅蘿蔔，加入**研磨芝麻**煮約 10 分鐘。
3 盛裝，撒上巴西里末與**煎焙芝麻**。

POINT

強力排毒的高麗菜＋洋蔥，
將體內的老廢物質排出體外！

洋蔥所含槲皮素（Quercetin），有改善代謝的效果。與高麗菜一同攝取，能好好整頓腸內環境。

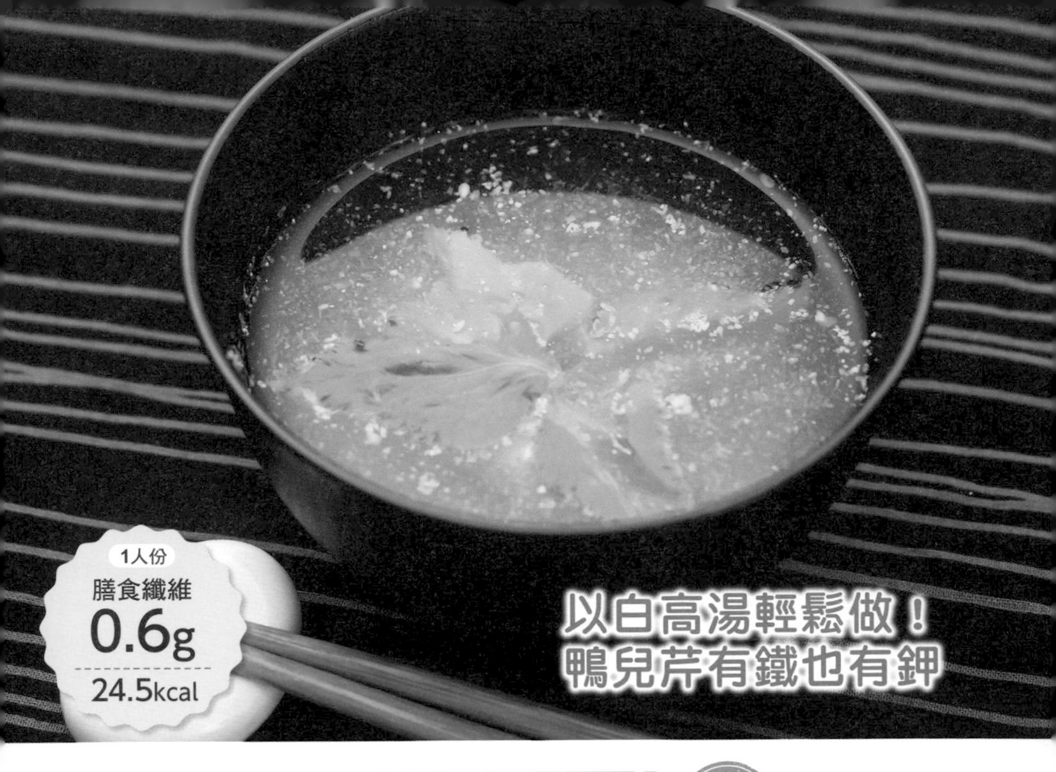
1人份
膳食纖維
0.6g
24.5kcal
以白高湯輕鬆做！
鴨兒芹有鐵也有鉀

穩定情緒・芹香芝麻湯

研磨芝麻

材料（容易製作的份量）

研磨芝麻 …… 1大匙
鴨兒芹 …… 4支
日式白高湯（稀釋過的）…… 600ml

POINT

多一道心思，幫日常的清湯營養加分！

清湯加入芝麻，抗氧化力提升。鴨兒芹有 β-胡蘿蔔素、維生素等，含有高營養價值。

作法

1 將 2 枝鴨兒芹對齊後，把莖打結再切除前端，做成綁結鴨兒芹。

※不打結也沒關係。沒有鴨兒芹可以用同樣富含鐵、鋅等營養成分的芹菜取代。

2 鍋中倒入白高湯，加熱。

3 加入**研磨芝麻**，放上綁結鴨兒芹。

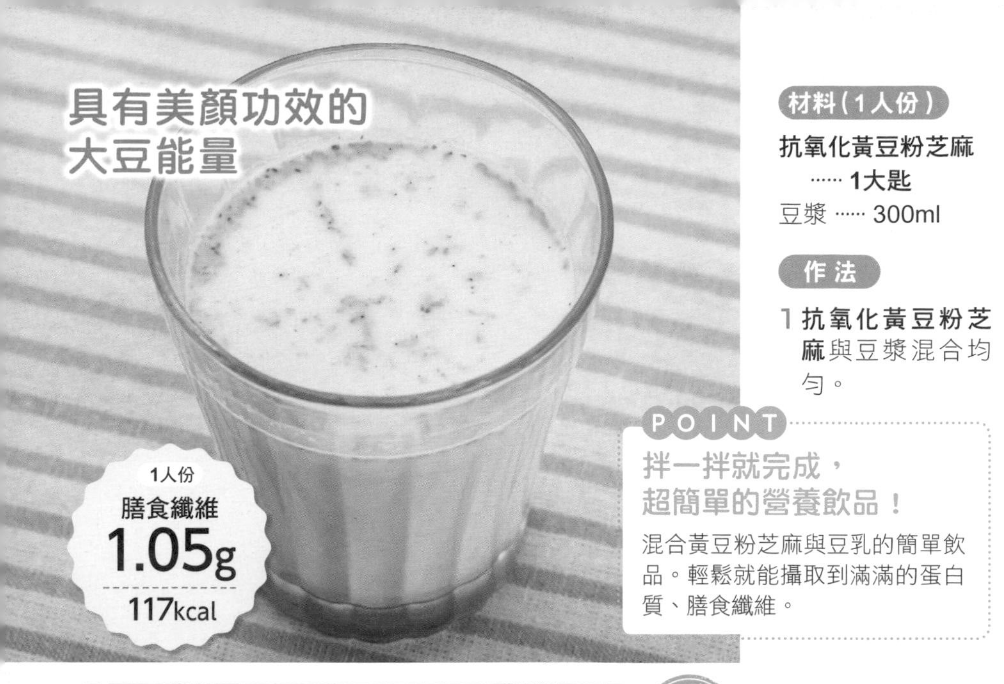
具有美顏功效的
大豆能量
1人份
膳食纖維
1.05g
117kcal

材料（1人份）

抗氧化黃豆粉芝麻
…… 1大匙
豆漿 …… 300ml

作法

1 **抗氧化黃豆粉芝麻**與豆漿混合均勻。

POINT

拌一拌就完成，
超簡單的營養飲品！

混合黃豆粉芝麻與豆乳的簡單飲品。輕鬆就能攝取到滿滿的蛋白質、膳食纖維。

水亮肌膚・芝麻豆奶

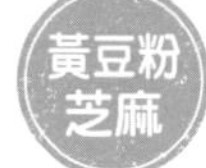

活化腸道・芝麻優格飲

材料（1人份）

抗氧化黃豆粉芝麻
…… 1大匙
優酪乳 …… 300ml

作法

1 **抗氧化黃豆粉芝麻**與優酪乳混合均勻。

POINT

整頓腸內環境，
溫潤的風味與口感。

優酪乳混合黃豆粉芝麻後，能夠降低酸味，攝取到更豐富的蛋白質、礦物質、膳食纖維。

每天早上喝一杯，
促進腸道蠕動更健康。

1人份
膳食纖維
1.05g
117kcal

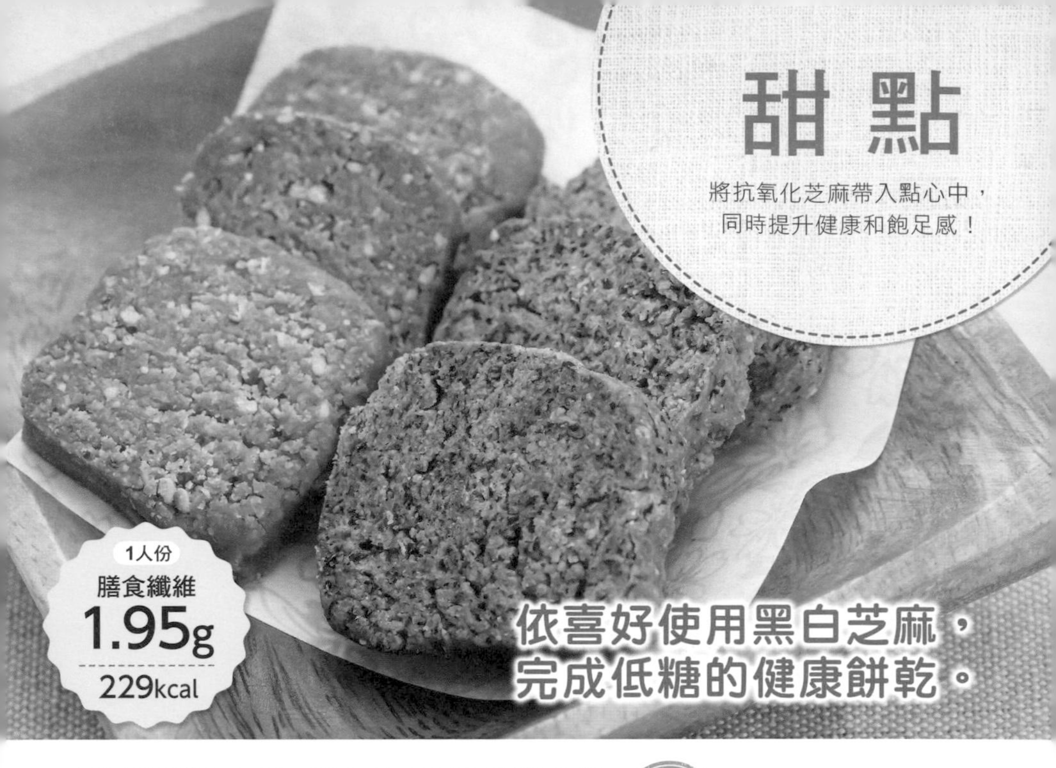
甜點
將抗氧化芝麻帶入點心中，
同時提升健康和飽足感！
1人份
膳食纖維
1.95g
229kcal
依喜好使用黑白芝麻，
完成低糖的健康餅乾。

低糖低卡・芝麻餅乾

黃豆粉白芝麻餅乾

材料（15片）

抗氧化黃豆粉芝麻 …… 6大匙
米粉 …… 80g
蔗糖 …… 4小匙
鹽 …… 1小撮
橄欖油 …… 2大匙
水 …… 3大匙（若太乾可調整至4大匙）

黃豆粉黑芝麻餅乾

材料（15片）

抗氧化黃豆粉芝麻 …… 3大匙
※將「研磨白芝麻」替換成「研磨黑芝麻」。其它的材料與上述相同。

作法

1 將白芝麻餅乾、黑芝麻餅乾的材料各自裝進塑膠袋，充分搓揉到均勻混合為止。連塑膠袋一起仔細捏成4～5cm的方形長條，冷凍庫冰約1小時。
2 自塑膠袋中取出，切成0.7cm寬的片狀。
3 以140℃預熱烤箱，用140℃烤30分鐘即完成。

POINT

酥脆的祕訣在於米粉！最適合瘦身的低糖餅乾

使用米粉，讓餅乾變得酥酥脆脆！加入黃豆粉芝麻，即使將糖分減量也有足夠甜味，還能攝取到大豆異黃酮。

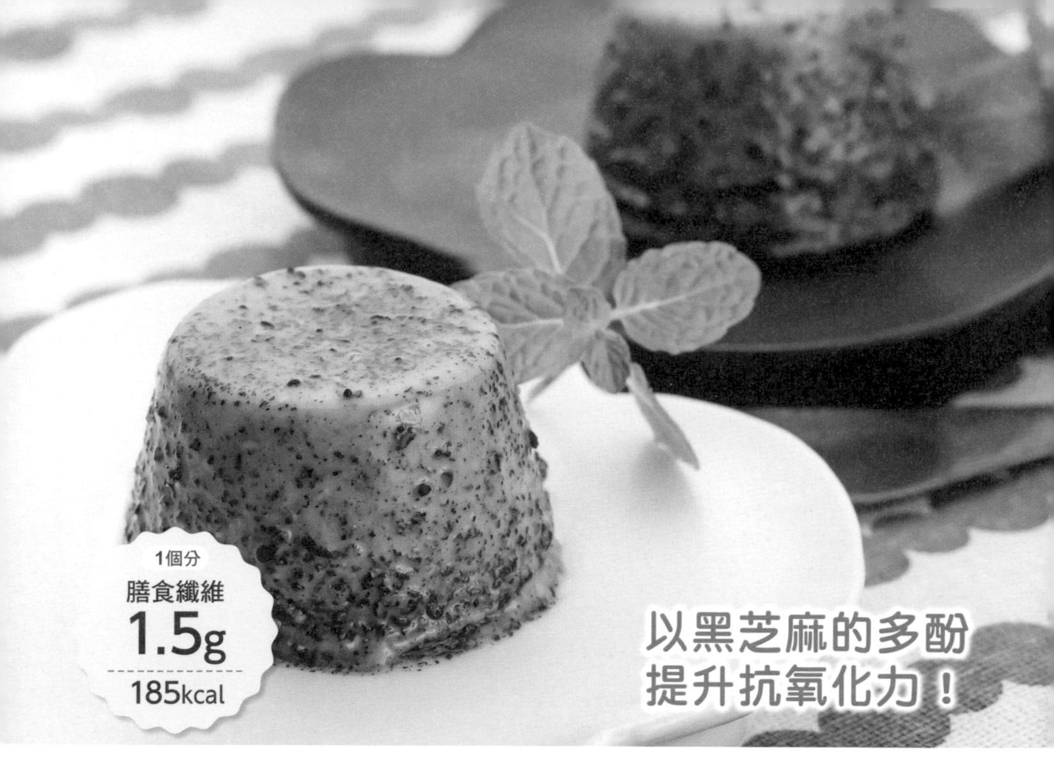
1個分
膳食纖維
1.5g
185kcal
以黑芝麻的多酚
提升抗氧化力！

彈潤美顏・黑芝麻布丁

材料（4人份）

研磨芝麻（黑）…… 50g
吉利丁粉 …… 5g
水 …… 1大匙
芝麻油 …… 1大匙
蔗糖 …… 45g
牛奶 …… 200ml
薄荷葉 …… 適量

POINT

黑芝麻＋動物明膠，
優越的美顏效果！

吉利丁粉的動物明膠成分幾乎都是膠原蛋白（蛋白質），具有顯著的美顏效果。牛奶也能以杏仁奶替換。

作法

1 事先將水倒入吉利丁粉混合後，靜置約 10 分鐘。
2 將**研磨芝麻**與芝麻油放入研磨缽中，研磨混合約 30 秒，加進蔗糖再次拌合均勻。
3 鍋中倒入牛奶與1，以小火加熱。
4 大碗放入 2 與 3，拌勻後倒入布丁容器。
5 整個容器放入冰水中數分鐘，攪拌冷卻，再放冰箱冷藏 1 小時以上。盛裝後，佐以薄荷葉。

※從布丁容器移到擺盤餐具時，將容器以熱水泡2～3秒後倒扣在器皿上，就能漂亮地脫模。

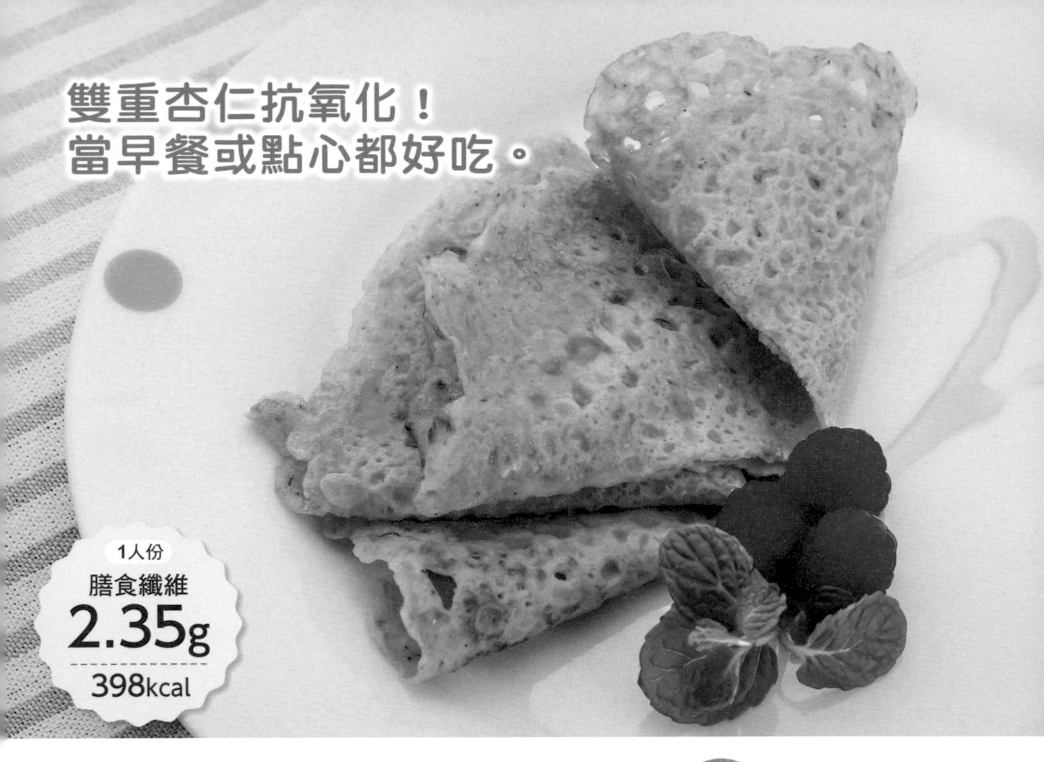
雙重杏仁抗氧化！
當早餐或點心都好吃。
1人份
膳食纖維
2.35g
398kcal

雙重抗氧・芝麻可麗餅

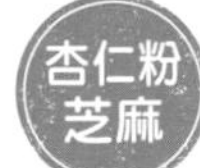

材料（6片）

抗氧化杏仁粉芝麻 …… 2大匙
雞蛋 …… 1個
米粉 …… 50g
蔗糖 …… 15g
杏仁奶 …… 120ml
橄欖油 …… 適量
覆盆子 …… 適量
薄荷葉 …… 適量
楓糖糖漿 …… 適量

作法

1 將雞蛋在大碗中打散。
2 將米粉、蔗糖、**抗氧化杏仁粉芝麻**放入1的大碗，並分次少量倒入杏仁奶混合。
3 用保鮮膜封住大碗，放入冰箱靜置1小時以上。
4 平底鍋倒入橄欖油，中火加熱，用廚房紙巾將油均勻塗抹。
5 以少於一勺份量的3倒入平底鍋，薄薄延展開來。
6 煎好後翻面，再煎15秒左右起鍋。依照同樣步驟煎好所有餅。
7 摺疊後裝盤，佐以覆盆莓與薄荷葉，淋上楓糖糖漿。

POINT

杏仁＋香草＋莓果，
抗氧化食材大集合！

在杏仁粉芝麻與杏仁奶的雙重維他命E含量外，再加上薄荷葉與覆盆莓的抗氧化功效。

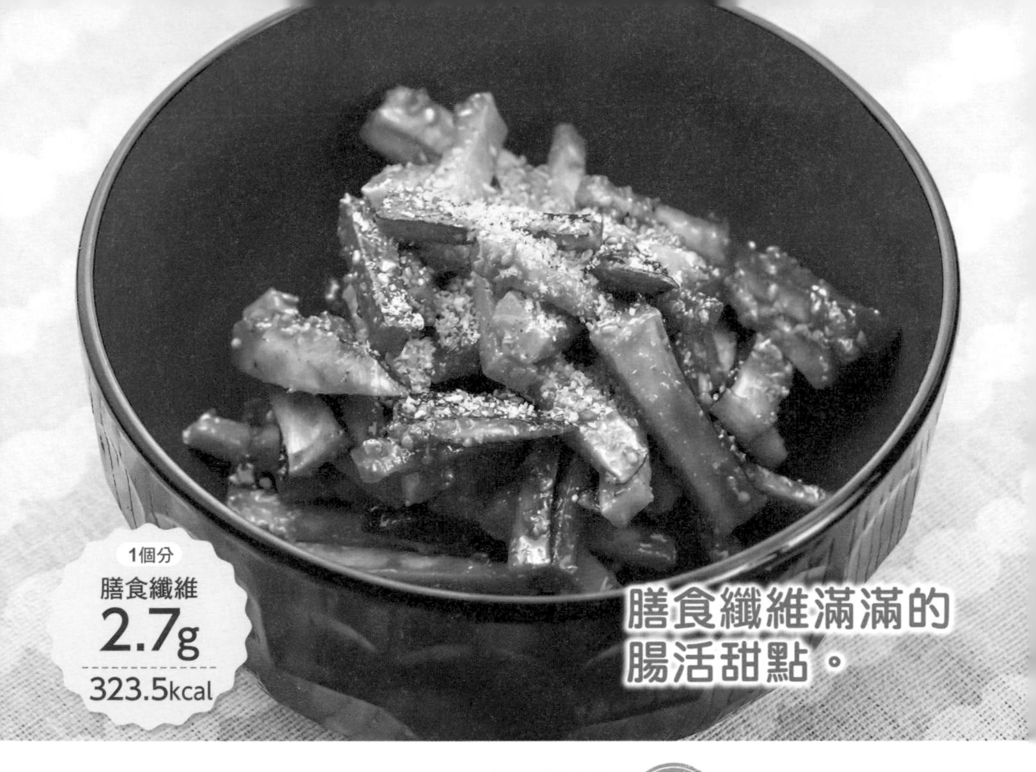
1個分
膳食纖維
2.7g
323.5kcal
膳食纖維滿滿的
腸活甜點。

腸胃暢快・糖蜜番薯

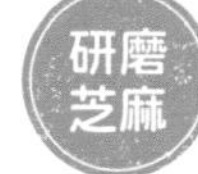

材料（2人份）

研磨芝麻 …… 2大匙
番薯 …… 1/2條
蔗糖 …… 3大匙
水 …… 50ml
橄欖油 …… 300ml

作法

1. 番薯洗淨後切成小段，在清水（份量外）中泡 10 分鐘後取出，擦乾水分，再靜置約 20 分鐘。
2. 將蔗糖倒進鍋中，小火熬煮到變褐色前關火。
3. 取另一深平底鍋，倒入橄欖油，加熱到 160℃，放入 1 的番薯炸至金黃。
4. 將番薯與**研磨芝麻**加入 2 中，充分混合。

POINT

迷思破解！
橄欖油可以油炸！

橄欖油裡含有好的脂肪酸，有助降低壞膽固醇，且油酸在高溫環境不會被破壞，煎炒油炸皆能保持功效。

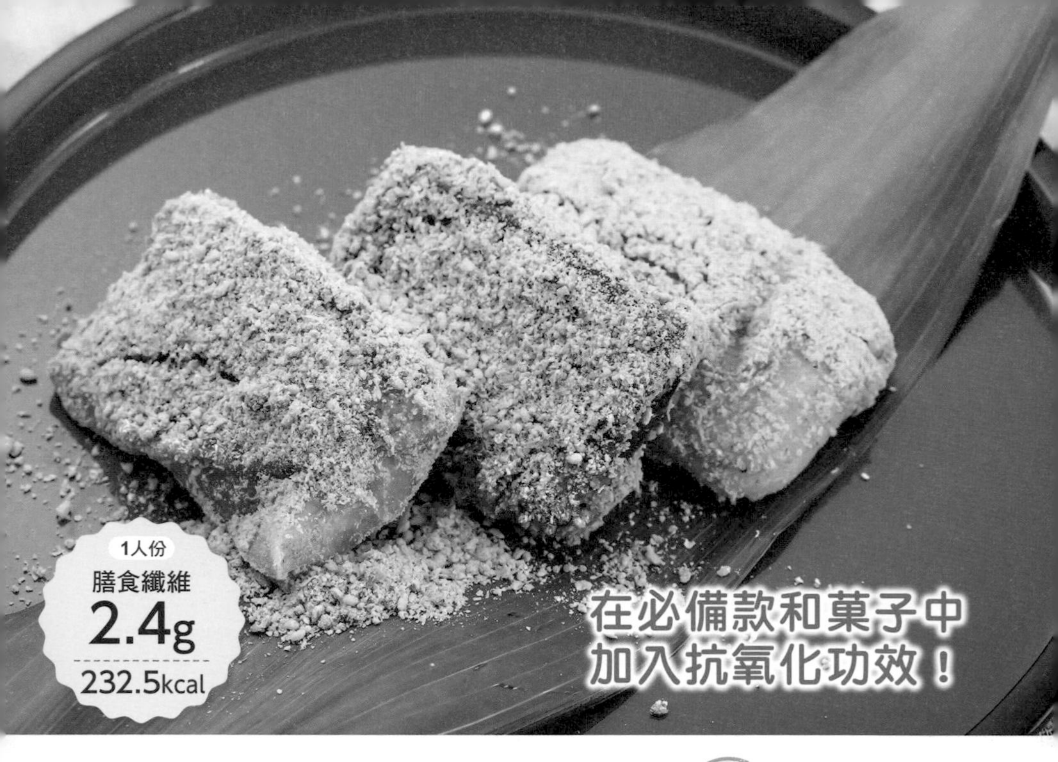
1人份
膳食纖維
2.4g
232.5kcal
在必備款和菓子中
加入抗氧化功效！

身心滿足・安倍川麻糬

材料（2人份）

抗氧化黃豆粉芝麻 …… 2大匙
蔗糖 …… 2小匙
白麻糬（也很推薦有機胚芽麻糬、艾草胚芽麻糬等） …… 3～4個

作法

1 將**抗氧化黃豆粉芝麻**與蔗糖放進大碗混合。另外再準備一個大碗裝熱水。
2 將麻糬烤到表面略微金黃後，放入裝有熱水的大碗中沾一下。
3 將 2 裝盤，撒上 1。

POINT

用黃豆粉芝麻，
大幅提高營養價值！

可以充分攝取到麻糬的熱量與黃豆粉芝麻營養的一道點心。改用艾草胚芽麻糬，更有嚼勁，也有不易噎到的優點。

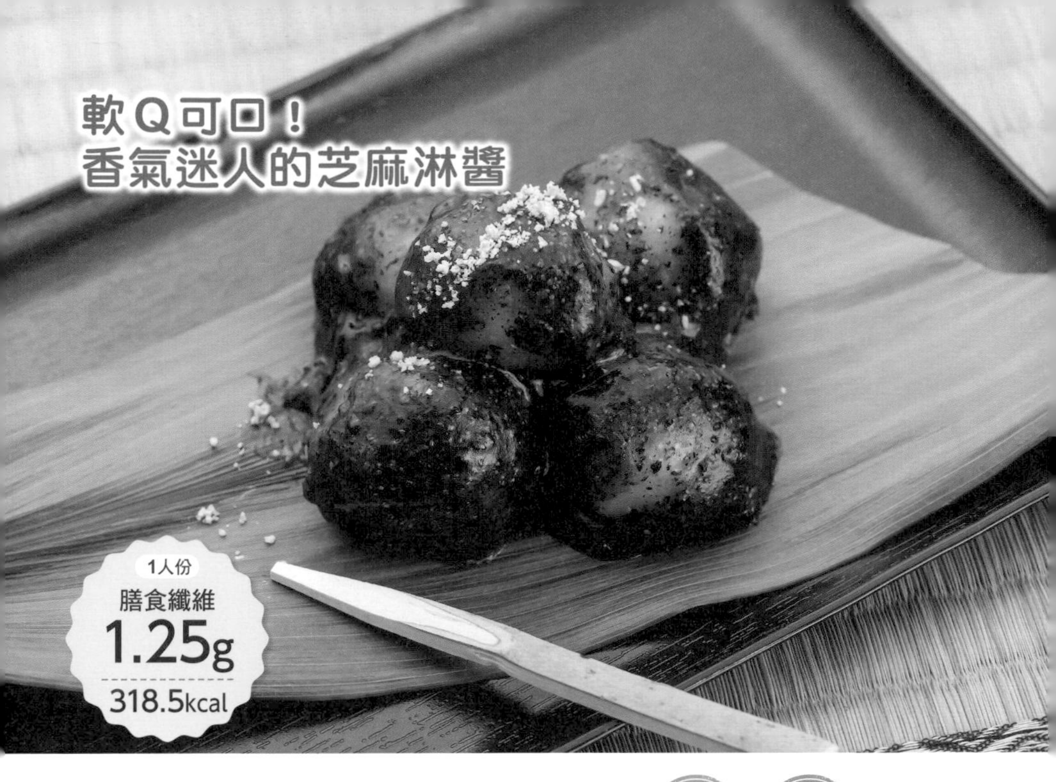
軟Q可口！
香氣迷人的芝麻淋醬
1人份
膳食纖維
1.25g
318.5kcal

營養均衡・芝麻麻糬

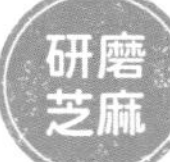

材料（2人份）

白玉粉 …… 80ml
水 …… 80ml
研磨芝麻 …… 適量

《淋醬》
抗氧化黃豆粉芝麻（黑）
…… 2大匙
※黃豆粉芝麻的「研磨白芝麻」替換成「研磨黑芝麻」
減鹽醬油 …… 1大匙
味醂 …… 2大匙
蔗糖 …… 2大匙
太白粉 …… 2大匙
水 …… 120ml

作法

1 將白玉粉放入大碗，慢慢加水拌勻到柔軟黏滑的狀態時，分成16等分，捏成丸狀。
2 另取一鍋水（份量外），煮滾後放入1的糯米丸。煮3分鐘左右浮起後，泡冷水冷卻再撈起。
3 將淋醬材料全數倒進小鍋，以小火加熱，過程中持續攪拌加熱到呈現黏稠狀。
4 糯米糰擺盤，淋上淋醬，撒上**研磨芝麻**即完成。

POINT

白玉糯米糰與芝麻的組合，味道和營養都絕配！

白玉粉是糯米加工粉，也是含有蛋白質、膳食纖維的營養均衡食材，搭配芝麻淋醬，營養不容小覷！

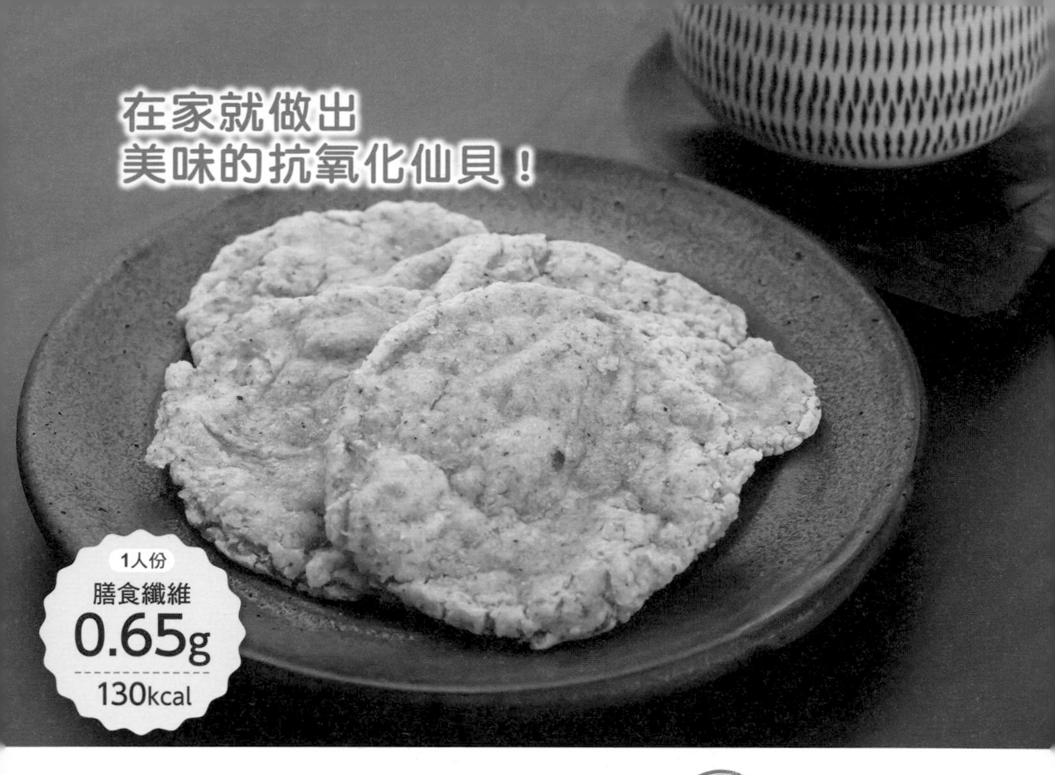
在家就做出
美味的抗氧化仙貝！
1人份
膳食纖維
0.65g
130kcal

健康低卡・蝦芝麻仙貝

材料（2人份）

抗氧化櫻花蝦芝麻 …… 2大匙
米粉 …… 50g
水 …… 80ml

作法

1. 將**抗氧化櫻花蝦芝麻**、米粉、水放進大碗，捏揉拌勻後，分成8等分，搓成圓形備用。
2. 平底鍋以中火加熱，不需抹油，將1按間距擺放，以湯勺背面壓扁成餅狀。以廚房紙巾沾附橄欖油，時不時抹一下湯勺背面後再按壓，使其不易沾黏。
3. 維持中火翻面數次，煎到酥脆為止，約15分鐘。

POINT

孩子也能安心吃的天然鹽味點心。

低熱量高蛋白，礦物質也豐富，蝦中所含蝦青素，有高度抗氧化力。

COLUMN

自古以來的超級食物！
從食材到藥材 芝麻的歷史

芝麻是很貼近生活的食材，但對於「植物身分」的芝麻來歷，卻很少人認真了解。

芝麻，是芝麻科芝麻屬的一年草本，原產於非洲。栽培的歷史相當古老，在西元前2500年左右的繁盛印度城市遺跡——摩亨佐・達羅中，就曾出土過芝麻。不易氧化、營養價值高的芝麻，在很早以前便自非洲廣傳到世界各地。

一般認為，芝麻是透過中國傳入日本。在中國秦漢時期左右的醫藥書《神農本草經》中已有介紹其藥用功效，另外在《名醫別錄》中，也有記載芝麻具強化筋骨、止痛、生髮的效果。對過去的人們而言芝麻就已經是效果良多的超級食物。

現在，日本99%以上的芝麻仰賴進口，其總量高達約16萬噸。珍貴的日本產芝麻，主要集中在鹿耳島縣喜界島，為國內最大宗。

老家庭院的芝麻

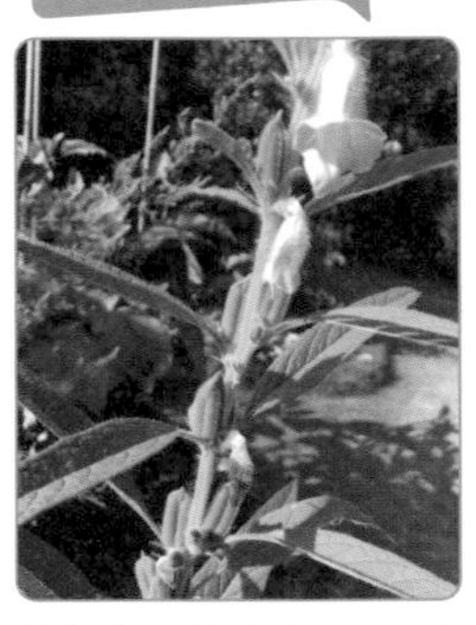
我老家種的芝麻。5月左右撒種，栽培到150公分左右，於7月左右開出小花。

9月左右是芝麻的收穫期。連在花苞下的小莢中，裝滿了芝麻。

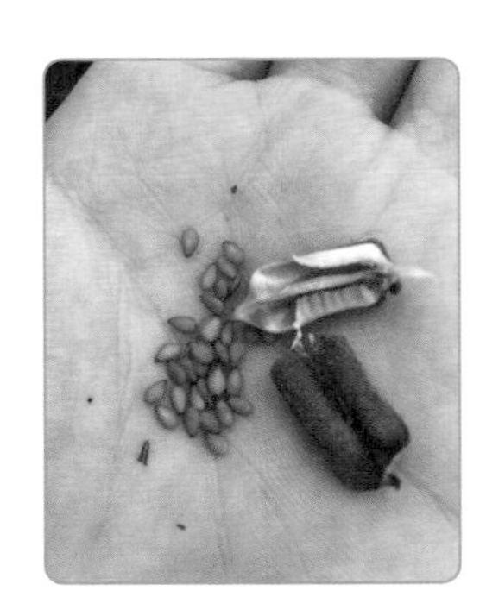

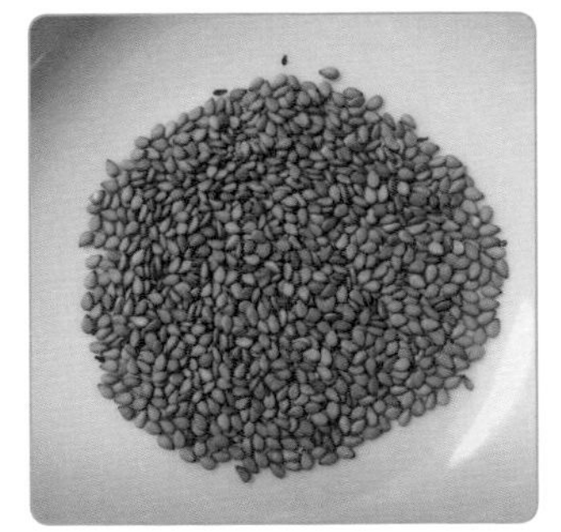
去除雜質、石頭等，充分清洗、乾燥後的生芝麻。現炒的香氣與口感格外不同。

結語

我還在就讀醫學院的時候，最小的孩子才剛上小學。

在那之前，我一直有份口譯的工作，也認為口譯是自己的天職（現在也這樣認為）所以勤奮地埋頭苦幹，那個時候完全沒有考慮要從事其他職業。

回想起來，在社會工作多年才決定讀醫學院的因素有許多，其中之一是因為我長年擔任身障兒童研究機關的口譯，讓我有了直接從事兒童醫療相關活動的念頭。除此之外，小時候從祖父與父親的生活方式感受到，老家的禪寺並不單純只是個做法事的地方，同時也是提供地方居民健康生活的場所。回溯到我的小學與中學，則是在異鄉的倫敦郊區度過，在那樣多愁善感的年紀，我接觸到香草、乾燥花、香氛等自然療法。以上這些經驗奠定了我投入醫療事業的基礎。

我年過四十才踏上醫學院的學涯，遇到的困難超乎想像。而且為了擠出學費，我選擇一邊就學一邊繼續接口譯的案子。回想起來那段日子雖然相當煎熬，但我對所學習的內容卻深感興趣。

我最喜歡的科目是社會醫學中的「公共衛生學」，在這個「考量所有人類健康」的醫學領域中，憑藉「為所有的人帶來健康」、「不捨棄任何一個人」為本的初衷與精神，學習內容分為預防醫學、健康教育、統計、免疫學、醫療溝通、醫療經濟等領域。在那之後，我繼續就讀公共衛生研究所，重新學習飲食、營養、生活、環境間的關係，熟知了從各方面促進健康、維持健康的重要性。

雖然很老套，但「健康就是資產」是真真切切的一句話。雖然健康多少跟遺傳有關，但也一定有自己能努力的地方。在那之前，最重要的關鍵就是飲食與營養。

每天吃進身體的食物，會影響身心與大腦健康。

正因為吃飯是每天要做的事，如果設計得太複雜便難以持續，所以「三兩下就能吃出健康」是我開給各位的處方箋。

「芝麻」，正是三兩下就能讓身體變健康的優質食材。

為了健康地活到老，請從今天開始「抗氧化生活」吧！

伊藤明子

激烈運動（測功計）2小時前攝取芝麻素的7名男大學生，運動後的脂質氧化物質較服用安慰劑群來得少。安慰劑群增加了。	Kiso et al., Antioxidative effects of sesamin during high intensity exercise. Med Sci Sports exerc 2003; 35:5269
食用黑芝麻對血壓偏高者具降血壓作用。 芝麻的芝麻素、芝麻酚林、芝麻酚等的多酚類與維他命E，能改善氧化壓力。 將血壓稍微偏高（120～139/ 80～89mmHg）的30人分成2組，4週當中，攝取黑芝麻2.5g或安慰劑。 攝取黑芝麻的收縮壓有顯著性改善（降低）。血漿總生育酚濃度也有顯著性增加。	Wichitsranoi et al., Antihypertensive and antioxidant effects of dietary black sesame meal in pre-hypertensive humans, Nutrition Journal, 2011, 10:82
芝麻營養補給品對退化性關節炎患者（OA）的發炎因子與氧化壓力生物標記有所改善。 將50名（50～70歲）的OA患者分為2群組，芝麻組1天40g（5大匙）。攝取2個月後，hs-cRP與IL-6（皆為因發炎增加的物質）芝麻組有顯著性下降。	Haghighianetal., Effectsofsesameseed supplementation on inflammatory factors and oxidative stress biomarkers in patients with knee osteoarthritis, Acta medica Iranica, 2015;53(4):207-213
將退化性關節炎患者分為2群組，芝麻組2個月中每天攝取40g芝麻。攝取後較攝取安慰劑群，膝蓋的疼痛與動作有顯著性改善。	Sadat et al., Effects of sesame seed supplementation on clinical signs and symptoms in patients with knee osteoarthritis, International Journal of Rheumatic diseases, 2013;16:578-582
將38名高血脂患者分為2群組，60天中，攝取40g白芝麻或接種安慰劑。芝麻組的總膽固醇與LDL膽固醇有改善（降低）。穀胱甘肽過氧化物酶與SOD有改善（提升）	Alipoor et al., Effect of sesame seed on lipid profile and redox status in hyperlipidemic patients, International Journal of Food Sciences and Nutrition, 2012, 63(6),674-678
黑芝麻較白麻抗氧化力高。 總本酚量（TPC） 黑芝麻30、白芝麻11 自由基噬菌作用 黑去皮芝麻25、白去皮芝麻2.5	Chandrika et al., Antioxidant activity of white and black sesame seeds and their hull fractions, Food Chemistry, 2006, 99(3), 478-483
芝麻素本身的抗氧化能力雖然並不強，但其代謝物的Sesamin Monocatechol、Sesamin Dicatechol具有高抗氧化力。 芝麻的代謝物具有芝麻素本身不具有的活性作用：神經分化作用（伸展神經）、鬆弛血管（血液流通變順暢）、骨芽細胞分化作用（製造骨骼）。	Yasuda et al., How is sesamin metabolized in the human liver to show its biological effects? Expert opinion on Drug metabolism & Toxicology, 2012,8:1,93-102
檢測3種黑芝麻與3種白芝麻的抗氧化力。黑芝麻有較高（差異幅度微小）的作用。	Zhou et al., Phytochemical contents and antioxidant and antiproliferative activities of selected black and white sesame seeds, Bio Med Research International, 2016,8495630
芝麻素能改善因AGEs（糖化終產物）造成的胰島β細胞（胰島β細胞機能衰退造成胰臟氧化糖尿病惡化）機能衰退。 芝麻素能改善胰島素衰退（不易糖尿病）	Kong et al., Sesamin ameliorates advanced glycation end products-induced pancreatic beta cell dysfunction and apoptosis, Nutrients, 2015,7,4689-4704,
對糖尿病性視網膜症的實驗鼠投藥4週芝麻素，較未投藥群視網膜症的狀況受到控制（抑制血糖、抑制視網膜的發炎物質等）	Ahmad et al., Anti-inflammatory role of sesamin in STZ induced mice model of diabetic retinopathy, J Neuroimmunol. 2016, June 15;295-296
芝麻的蛋白質約20%。構成芝麻蛋白質的胺基酸是含有硫磺的甲硫胺酸、半胱胺酸等8種較大豆蛋白優秀。聯合國指出為補足大豆蛋白所含硫磺的胺基酸之不足，大豆蛋白與芝麻蛋白1:1混合為理想的胺基酸組成。 芝麻素的作用：促進酒精分解、降低膽固醇、抑制乳癌細胞增生。	大澤俊彥、多酚酸類的機能性：特別以芝麻多酚為中心，日本油品化學會誌、1990、48、10、81-88

參考・文獻

芝麻素是脂溶性木酚素	Majdalawieh et al., A comprehensive review on the anti-cancer properties and mechanisms of action of sesamin, a lignin in sesame seeds, European Journal of Pharmacology, 2017, 815, 512-521
芝麻的種類約30種左右	Majdalawieh et al., A comprehensive review on the anti-cancer properties and mechanisms of action of sesamin, a lignin in sesame seeds, European Journal of Pharmacology, 2017, 815, 512-521
農業上約5000年前開始活用芝麻	Majdalawieh et al., A comprehensive review on the anti-cancer properties and mechanisms of action of sesamin, a lignin in sesame seeds, European Journal of Pharmacology, 2017, 815, 512-521
芝麻的護肝功效、抑制血糖功效、降血壓功效、抗雌激素功效、抗癌作用	Majdalawieh et al., A comprehensive review on the anti-cancer properties and mechanisms of action of sesamin, a lignin in sesame seeds, European Journal of Pharmacology, 2017, 815, 512-521
芝麻素也能活用於治療巴金森氏症	Oyinloye et al., Cardioprotective and antioxidant influence of aqueous extracts from sesamum indimum seeds on oxidative stress induced by cadmium in Wistar rats, Pharmacogn. Mag. 2016, 12 (Supple 2 S170-S174
芝麻素與芝麻油中的抗動脈硬化作用	Majdalawieh et al., A comprehensive review on the anti-cancer properties and mechanisms of action of sesamin, a lignin in sesame seeds, European Journal of Pharmacology, 2017, 815, 512-521
芝麻素有強化天然型γ生育醇功效的作用	Majdalawieh et al., A comprehensive review on the anti-cancer properties and mechanisms of action of sesamin, a lignin in sesame seeds, European Journal of Pharmacology, 2017, 815, 512-521
以芝麻素營養補給品改善腸內環境、異常行為	Wang et al., Supplementation of Sesamin alleviates stress-induced behavioral and psychological disorders via reshaping the gut microbiota structure, Journal of Agricultural and Food Chemistry, 2019, 67, 12441-12451
芝麻素的作用：改善脂質、護肝、抗發炎 芝麻素能抑制TNFα、白血球介素6、白血球介素1β等發炎性細胞激素出現過剩。 芝麻素具阻止血腦屏蔽（BBB）破壞的生物活性。 芝麻素在小鼠模式中能緩和慢性的壓力性焦慮障礙 改善BDNF（神經保護因子）與單胺氧化酶神經傳導物質的發現，改善認知行動障礙 芝麻素一部分會能被腸內細菌代謝，基本上能通過BBB（被運送到腦） 芝麻酚也能改善慢性壓力引起的憂鬱與焦慮障礙症。 芝麻素量：118～401mg/100g芝麻精煉芝麻油 芝麻素可抑制結腸的TNFα、IL-6出現。（Down regulation）	Wang et al., Supplementation of Sesamin alleviates stress-induced behavioral and psychological disorders via reshaping the gut microbiota structure, Journal of Agricultural and Food Chemistry, 2019, 67, 12441-12451
芝麻油的抗氧化作用：全世界芝麻生產量的3x109kg，5成是亞洲產、3成是非洲產。65%是芝麻油，35%是以芝麻型態消費。芝麻重量的5成為脂質。 芝麻油的保存很穩定。沙拉油在10～20天產生自動氧化而氧化，芝麻油在60℃可維持50天品質穩定。芝麻酚炒過後具有較強的抗氧化力，加熱時芝麻酚林因水解產生芝麻酚。芝麻以200℃炒1小時，本酚化合物明顯增加。	Wan et al., The relationship of antioxidant components and antioxidant activity of sesame oil, J Sci Food Agric 2015;95:2571-2578

台灣廣廈 國際出版集團
Taiwan Mansion International Group

國家圖書館出版品預行編目（CIP）資料

抗氧化芝麻飲食奇蹟：東大醫生傳授的超級食物，一天一匙，兩週身體指數降5歲！一次學會抗糖、抗病又抗老的6種芝麻粉×46道活用料理，吃出健康與年輕！／伊藤明子著；張郁萱譯. -- 初版. -- 新北市：蘋果屋, 2021.04
面； 公分. --（健康樹；89）
ISBN 978-986-99728-8-8（平裝）
1.飲食健康 2.芝麻 3.食譜

411.3 110002112

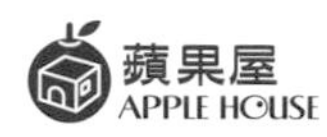

抗氧化芝麻飲食奇蹟

東大醫生傳授的超級食物，一天一匙，兩週身體指數降5歲！
一次學會抗糖、抗病又抗老的6種芝麻粉×46道活用料理，吃出健康與年輕！

作　　者／伊藤明子
譯　　者／張郁萱
編輯中心編輯長／張秀環・**編輯**／黃雅鈴
封面設計／何偉凱・**內頁排版**／菩薩蠻數位文化有限公司
製版・印刷・裝訂／東豪・弼聖・秉成

行企研發中心總監／陳冠蒨
媒體公關組／陳柔彣
綜合業務組／何欣穎

發 行 人／江媛珍
法 律 顧 問／第一國際法律事務所 余淑杏律師・北辰著作權事務所 蕭雄淋律師
出　　版／蘋果屋
發　　行／蘋果屋出版社有限公司
地址：新北市235中和區中山路二段359巷7號2樓
電話：（886）2-2225-5777・傳真：（886）2-2225-8052

代理印務・全球總經銷／知遠文化事業有限公司
地址：新北市222深坑區北深路三段155巷25號5樓
電話：（886）2-2664-8800・傳真：（886）2-2664-8801
郵 政 劃 撥／劃撥帳號：18836722
劃撥戶名：知遠文化事業有限公司（※單次購書金額未滿1000元需另付郵資70元。）

■出版日期：2021年04月
ISBN：978-986-99728-8-8